Blueocean

教學啟航 · 知識藍海

www.blueocean.com.tw

醫門好生意：
醫療數位行銷指南

The Guide of Medical Digital Marketing

銀河 iMarketing 數位行銷領航員 ——— 著

Blue Ocean

BO8901

醫門好生意：醫療數位行銷指南

國家圖書館出版品預行編目(CIP)資料

醫門好生意：醫療數位行銷指南 /
銀河 iMarketing 數位行銷領航員著 .
-- 初版 . -- 新北市 : 藍海文化，2019.02
面； 公分
ISBN 978-986-6432-93-4（平裝）
1. 健康服務行銷 2. 行銷管理
419.2 107020811

版次：2019年2月初版一刷

作　　者　銀河iMarketing數位行銷領航員
發 行 人　楊宏文
總 編 輯　蔡國彬
責任編輯　林瑜璇
封面設計　Lucas
版面構成　魏暐臻
出 版 者　藍海文化事業股份有限公司
地　　址　234新北市永和區秀朗路一段41號
電　　話　(02)2922-2396
傳　　真　(02)2922-0464
購書專線　(07)2265267 轉 236
法律顧問　林廷隆 律師
Tel : (02)2965-8212

關於網路行銷，你不能置身事外

我們不得不承認一件事情，完善的醫療發展讓我們越來越長壽，同時使得原來被動接受醫療者，轉為主動篩選醫療進行預防和健康管理，醫療院所面對的不只是過去靜默的病患，而是對醫療服務期待越來越高的醫護消費者。

隨著技術和服務能力提升、醫療院所和病患之間的互動更為個性化之後，增加了醫療院所與病患溝通的緊密和頻繁。其次，資訊流通更為容易和方便，醫療相關服務無論是產品還是直接的醫療行為，在價格、內容、醫療過程也更為透明。不諱言，在今日各種資訊透明、資源便利的情況下，消費者更有能力根據自己的需求理性選擇醫療機構和產品，這促使醫療機構必須做到超出醫療之外的服務，提高醫療以外的附加價值來吸引消費者。

在資訊爆炸、社會經濟（健保制度）兩大因素影響下，小到個人診所，大至醫學中心，醫療機構經營管理充滿激烈競爭，並已經推展到企業化與產業化的規格，醫療院所採以行銷宣傳手段搶占市場，也成為必要的經營措施。但醫療機構又具有非營利組織之性質，即使有商業訴求，所運用的行銷、廣告手段，都須受到醫療法規、道德的約束。另一方面，現在消費者接受醫療訊息方式以及尋醫就診的決策根據與以往不同，醫療行銷的方式也隨之需要更為多元化，不再簡單的以傳統廣告為主，甚至更偏重網路數位行銷。

醫療院所的經營，不是單一經營者、醫師或投資人的事情，現在醫療院所提供的「醫療服務」內容中，「服務」這兩個字似乎被消費者用放大鏡來檢視：醫師專業會被檢視、護理人員的技術和態度會被檢視、相關醫護行政的流程會被檢視、硬體會被檢視、就診環境會被檢視、網路照片、留言也要被檢視……，看似與醫療毫無關係的細節都可能被消費者討論。在數位行銷的概念中，這些都是醫療行銷應該掌控的內容，人和軟、硬體環境都在行銷包裝的範圍。

現在有很多行銷公司在為醫療院所做服務，除了單獨為醫療機構設計官網或經營社群平台粉絲團，包含在網路上搜尋時常看到的各種醫療網路聯盟、好醫師推薦平台……，其實也是行銷公司在幕後操盤。關於醫療，只要是相關專業參與者都會明白，專業法規的約束項目繁多，因此在醫療數位行銷的操作上，稍有不慎恐會受罰，或吃官司。若是想把醫療院所經營好，或是要把醫療行銷操作到有效果，而且是正向效果，很多事情不能置身事外。

《醫門好生意：醫療數位行銷指南》書中揭示醫療數位行銷禁忌、操作方式，並提供醫療單位行銷需求上的評估和判斷；也針對不同規模的院所提出行銷策略，以及就深化分眾行銷、品牌經營整理出操作的要點與關鍵，甚至對可能面臨的危機處理都有相關重點提醒。

對醫療院所經營者來說，這本書不只是做為瞭解醫療數位行銷的操作指南，另一方面可為醫療院所提供行銷需求評估：看是需要委託專業，還是編列行銷人員人事費用，抑是要自己親自操作，本書都提供了相關重點說明；藉由此書，讀者更容易明瞭在行銷環節中應注意的事項與操作關鍵，讓相關人員可一起參與醫療院所的行銷，或者考慮將可能涉及相關程序的人員規劃在行銷的管理流程中。透過行銷管理的介入，不僅有助於醫療院所的行銷規劃，還能為醫療院所做到必要的把關。

不要認為自己不在醫療院所經營團隊中就沒事，我們不好直說現在的消費者容易牽拖，就職於醫療服務單位的醫師、護理人員、行政助理，甚至清潔人員都可能會被消費者提出檢驗，成為消費者決定是否再次回來接受醫療服務的原因。醫療單位中誰該關心醫療行銷？建議在醫療院所中的所有人，都能參與到單位的數位行銷，各自就專業和角色來扮演行銷要角：

- **醫師：**醫師品牌、技術專業、開業或聯盟。
- **經理人：**整合行銷資源，危機處理。
- **行銷人員：**可大可小，專業與非專業的緩衝。
- **諮詢師或醫療助理：**客服、品牌、醫病關係維繫。

醫療院所可能著重於醫療專長，自己不想多涉入行銷，而將相關行銷向外委託。數位行銷工作者即使原先對一般商業客戶的操作得心應手，面對醫療產業的法規、醫療特性的邊邊角角，仍須多一層認識。小心駛得萬年船，小失誤對醫療客戶影響甚鉅。

醫療服務的業種有哪些？

醫護、照料人身與動物的行業通通在列！

在經濟部的行業標準分類中，醫療保健及社會福利服務業的定義為：凡從事醫療保健及社會福利服務的行業均屬之。執行醫療專科診所：牙醫、眼科、耳鼻喉科、家醫科、復健科、中醫、身心科、皮膚科……，毫無疑問清楚在列，即一般專科門診或聯合門診相關醫療院所均屬之。

其他相關醫事的服務，必須要與人接觸，並對於身心感受較為強烈的服務內容，如醫學檢驗中心、營養諮詢、居家護理機構、心理衛生輔導服務、護理之家、產後護理機構（月子中心）、精神復健服務、國術損傷接骨（推拿和按摩服務）、傳統復健、物理治療、職能治療、臍帶血銀行等其他醫療保健服務……，以上單位所提供的醫護商品也是在醫療法規管理範圍，並受到衛生局的監督。更重要的是這些服務也是有大量專業的醫學知識或技術操作，並且對於環境條件和提供服務者個人專業度的多元考量，「被服務」專業口碑很容易影響開業者的經營成效。

這些需要專業知識與技術支持的醫療護理服務單位，多會與醫療院所結盟，或是由醫療院所自行開設，提供即時高端的醫療諮詢與服務。提供支援的醫療院所自然也是取得消費者信賴的因素之一，有數位行銷的協助，會讓消費者更容易連結或找到相關資訊，透過搜尋品牌和口碑，以及深化的內容，而主動尋求醫療護理的服務。

現代人不只對人身的醫療很重視，若家裡有寵物，很多人還會將毛小孩、喵星人視為自己的家人，對於這些寶貝的醫護往往精挑細選，如同對孩子一般呵護。提供毛小孩、喵星人的醫療護理服務單位，像獸醫院、提供寵物洗、護、剪的寵物店，在行業中專項被列為獸醫服務，其實早就被一些寵物的養父母視為「小兒專科」看待，因此在醫療過程中，也會採取高要求。這些提供寵物醫護服務的人員和機構，對於寵物的服務用心，可也不比對人差，寵物雖然不說話，但牠們的「把拔」、「馬麻」可是心裡明白，也是決定滿不滿意、買不買單的人。況且現在醫療服務費用上，是動物醫事費用高於人的，總是會比較計較一些。

醫療服務雖以非營利導向為本質，但是處在當今講求營運績效與消費者意識覺醒的社會，瞭解行銷管理的概念仍有其必要。

醫療服務與一般消費性的產品或服務有別，醫療機構亦與營利導向的產業有其本質上的差異。如何將醫療資源的投入，經由消費者或病人導向的機制，創造醫療服務供給者與病人雙贏的局面，行銷的概念能提供一定的助益。

本書目標希望提供醫療領域相關的經營者，認識醫療數位行銷的基本概念，瞭解醫療行銷及社會行銷與一般營利導向的行銷管理之間的差異，進而能運用數位行銷相關概念在醫療和社會服務的領域。更期望從書中所提供的數位角度，讓相關產業去瞭解在數位時代下，社會大眾、病患及家屬對醫療服務資訊的需求，以增進醫療服務人員、關心醫療服務者，對促進醫療以及與消費者彼此醫病關係滿意度方面的努力與共識，建立起醫病合作與協調的健康關係。

銀河 iMarketing 數位行銷領航員

資深行銷人員對醫療數位行銷的經驗與建議

醫師該經營自己的網路聲量嗎？

一位公關行銷公司資深業務經理表示，在醫療產業接觸多年，常常遇到醫療院所的醫師或經營者對於在何時需要做數位行銷感到迷惑，部分醫療院所都是到了門診生意一落千丈時，才感受到經營危機，急忙找行銷公司來幫忙，而此時出手操作行銷，往往要花更多的力氣和費用。

數位行銷可以提早準備，不論是針對醫師個人或是醫療院所，只要是議題和操作正確，都有正面的宣傳作用。網路上向來是「凡走過必留下痕跡」，這也是負面口碑一直會被人挖出來，還有一些人被肉搜，連祖宗八代都被找出來的原因。

假使你是醫師、醫療院所經營者和公關行銷負責人，不妨參考下面我們與資深行銷人員訪談整理的內容，如果你有以下情況，建議提早做好網路數位經營的規劃，若是為特定問題再下手，而手上卻沒有任何可用的資料，往往會被外部行銷單位獅子大開口，當作有錢的盤子耍。雖然從事醫療被人認為是好賺錢的行業，但醫療專業也是經由多年高深專業學識努力培養起來的基礎，總是要珍惜的。

就行銷公司來說，更是有必要去瞭解醫師和醫療院所的需求，而不是強行塞給客戶一套行銷大餐，雖然數位時代看的是曝光數據廣度，但網友更看重內容是否言之有物。在行銷的立場下，各取所需，適應其所，並讓消費者充分瞭解訊息，才是應有的行銷作為。

以下是來自一位資深行銷人員訪談整理的內容，針對在不同醫療單位與現況的醫師，所提出的分析與建議。

一、在醫院上班，正準備自己出來開業，或未來有開業計畫，要如何準備數位行銷？

目前在醫院上班，未來有自行執業規劃的醫師，最直接的就是在網路上以經營自己為主。現有專科醫師以牙醫、整形外科、皮膚科有開業準備的相較比其他科別多，以未來醫療市場專科門診觀察，身心科、中醫、耳鼻喉科有規劃開業的主治醫師也有增加的趨勢。

若醫師現在還在吃人頭路，部分現況可能是：**收入不佳、沒有決策權、被人管理**，這通常會在一般年輕的醫師身上發生。長期來看，要讓院方願意支付更多薪資給醫師，醫師必須要具備以下條件：**1. 指名病患很多；2. 病患滿診；3. 口碑很好；4. 網路很有名**。

有以上條件的醫師絕對搶手，院方可能會讓步開出加薪、參股或讓醫師開分所（院）的條件來留住醫師。但是以從醫經驗來看，可能要花 5 到 10 年才能累積出的專業名聲，如果有網路行銷的加持，以資深行銷人員的接案經驗，最短 6 個月或是 1、2 年時間就可達到顯著的成效，可以讓醫師得到以下的滿意效果，對未來醫途感到光明：

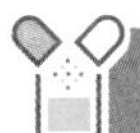

＊醫途成效＊

1. 使醫師在原診所獲得更多尊重與收益；
2. 開始有人獵頭找醫師跳槽，身價倍增；
3. 指名病患增多，病患滿診，自行開業信心大增。

通常非開業醫師對網路行銷的操作會有一些疑慮，但做為一位資深行銷工作者反而應該要向醫師提問：醫師，你希望增加個人收入嗎？還是想「寄人籬下」？或更希望有天「獨當一面」？如果寄人籬下不是你的選擇，那麼請善用「**網路**」。此外，在網路上創造醫師個人的內容，未必需要診所的環境配合，行銷公司可以幫醫師解決相關照片的問題，大可不必擔心自己沒有場所提供拍照。

要提醒有開業想法的醫師：愈早在網路上發酵你的能力與聲望，愈能縮短你職涯成功的時間。

醫師和行銷人員可以參考書中第三章、第五章部分內容，建立醫師個人品牌，透過臉書、社群部落格提供以醫學預防和專業的解答為主要內容，來豐厚醫師品牌，提高醫患信任關係，讓醫師可以提前完成開業計畫，並在**開業後盡早出運**！

二、在聯合診所中執業的醫師，該如何在網路上經營自己？

聯合診所有的是一種科別由一位醫師負責，有的則是一種科別門診由多位醫師擔任，不論是哪一種方式，稍有企圖心的醫師應該要為自己投入數位行銷，一來是讓自己在聯合門診中維繫良好的醫病關係，二來是提高自己的門診就診人數，穩定自己在聯合診所中的職業機會。如果未來醫師沒有自行開業的規劃，聯合診所中患者之間也還是會對醫師們相互比較，相關的口碑則能起到一定作用。

聯合診所本身的經營者，也應該規劃一些針對醫師品牌經營的數位行銷。投入和協助醫師個人品牌的經營，可以讓聯合診所贏得醫療專業上的認可，如果該醫師在診所中還負責有專項技術和自費療程，聯合診所更可以大打醫師牌，為聯合診所拉抬名聲。當然，許多聯合診所是以院長頭銜做為主持人，在行銷上也會以院長為主，以經營考量，會建議除了聯合門診主持人之外，不妨塑造更多的名醫，建立起聯合診所的好生意。

一位醫師從考進醫學院，歷經實習醫學生、實習醫師、不分科和專科住院醫師、總醫師到主治醫師，需要花 10 年以上的養成。成為主治醫師後，醫師可以自主決定是否待在醫院或是到外面執業。在醫院系統多靠學長、學姐帶領，倘若要在各家醫院中遊走，或加入聯合門診的合作，也是憑藉學長、姐裙帶關係來促成。如果不是自己家業基礎可以支持，基本上大家的機會是差不多的。

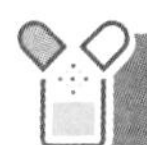

資深行銷人員提醒

1. 同一個聯合診所中，各醫師之間其實是相對競爭的關係；
2. 持續依賴診所來客的分配，累積病患的速度將非常緩慢；
3. 只有擴大醫師自己的網路知名度，增加醫師的指名度之後，才能建立屬於自己的「忠實病患」；
4. 擁有新病患高指名度的醫師，才能在聯合診所中擁有更多的資源與權力。

（相關的數位行銷指南除了參考醫師品牌經營內容外，還可參考本書第二章和第六章內容。）

三、在不同規模醫院任職，就醫師立場該不該經營自己在網路上的聲量？

醫學中心的經營是以教學、研究和培訓為主，如果是在地區中、小型規模以下醫院擔任主治和主任職務，醫院有整體的行銷顧慮（第四點會提及醫院的行銷重點）。醫師該不該經營自己在網路上的聲量？如果醫師的門診量與所得掛勾，這樣的作為有何不可？醫院應該鼓勵醫師在網路上做數位的經營，這樣對醫院和醫師都是雙雙得利，求診患者可透過網路瞭解為他診治的醫師，並為自己可能的病徵得到相應的衛教，怎麼說來都是一件非常「多益」的好事。

名醫有兩種，一種是醫術有名，一種是網路親民，兩者都具有名醫效應。如本書第一章中所提到的，許多病患在尋醫求診過程中，網路的訊息提供不少參酌資料。加上現在很多醫師透過新聞訪問、上電視節目，幾乎把自己塑造成另類的網紅，不只在門診上成為掛號最多的醫師，連廣告代言也找上門。廣告商、消費者或患者會買單，也就是對醫師的一種信賴度。當然，透過這些有名的醫師向消費者進行醫學知識教育，也會比其他默默無名的醫師有效果，這也是另一種收穫。所以若要問醫師該不該經營自己的網路聲量？只要是對大家都好的，在不影響醫療品質情況下，醫師有意願撥出時間、精力去做和參與，都應該鼓勵。

四、醫院有必要在網路上行銷自己嗎？

不是診所才需要做數位行銷，要經營醫門好生意，在現在這個網路時代，沒有什麼是不必要的。既然醫師都要在網路上經營聲量和品牌了，在醫師提供專業醫事服務下，醫院更該加強於醫療環境和設備的配置，相輔相成，併肩致力醫療事業，只是不同規模的醫院，網路行銷的重點有所不同。

中、小型醫院如地區醫院及較小型醫院，或是新開的醫院，在同一區域要面對多家醫院同時競爭，在醫療分級制度下要爭取健保補助更顯激烈。考量中、小型醫院診治的對象病情程度，應專注在門診和醫病的關係維護做為競爭力，在網路上的行銷以醫院為主，加上部分醫師的品牌，同時加強自費項目的行銷。如何在區域醫療服務中，突顯較普及性的自費療程和醫師的親和醫療專業，則是這些醫院勝出的關鍵，畢竟來就醫的，應該都是生活在區域範圍中的民眾，要有診所的方便、如大醫院親切醫術好的醫師，也還要有不用跑大醫院就能選擇的自費項目，這就是民眾的訴求。

全臺有 19 家醫學中心，其中 10 家集中在雙北地區，中、南部僅有 9 家，因此大醫院在地方重大傷病醫療承擔了重要的工作。大醫院在環境、門診醫師方面，普遍都比中、小型醫院來得強，但仍須建立品牌內涵，從醫學中心和其他大醫院中爭取更多醫療服務的機會，譬如醫院可能需要發展新的科別，或引進大型醫療設備，意即在引進新的技術過程中需要開發醫療業務時，在網路上利用數位行銷可以達到較有效率和持久的宣傳；現代人對於預防醫學的重視，在高級健檢或自費科別上面，如果醫院的條件極優，也可以在網絡上進行醫療認知教育的內容，藉此強調民眾預防醫學和新科技對醫療術後的成果。

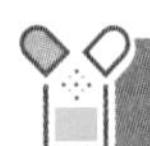

＊行銷人員提出最中肯的建議＊

醫療院所想經營好「醫門好生意」，行銷人員提出最中肯的建議是：

1. 唯一的「當務之急」就是擴大市占率，搶奪周邊診所的既有客源；
2. 身為區域醫療的挑戰者，必須「強勢的善用網路」，搶奪既有的領先者。

簡單扼要來說，醫療市場就是競爭！競爭！競爭！未來診所只會愈開愈多，不會愈開愈少。

目錄

階段性布局，建立醫療行銷策略 093

4 找出分眾市場利基，放大醫療行銷成功率 123

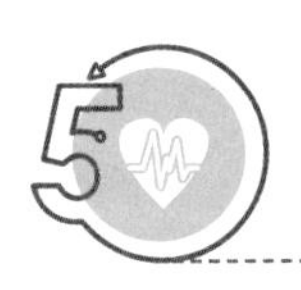

醫療行銷深化品牌經營，消弭醫病緊張關係 153

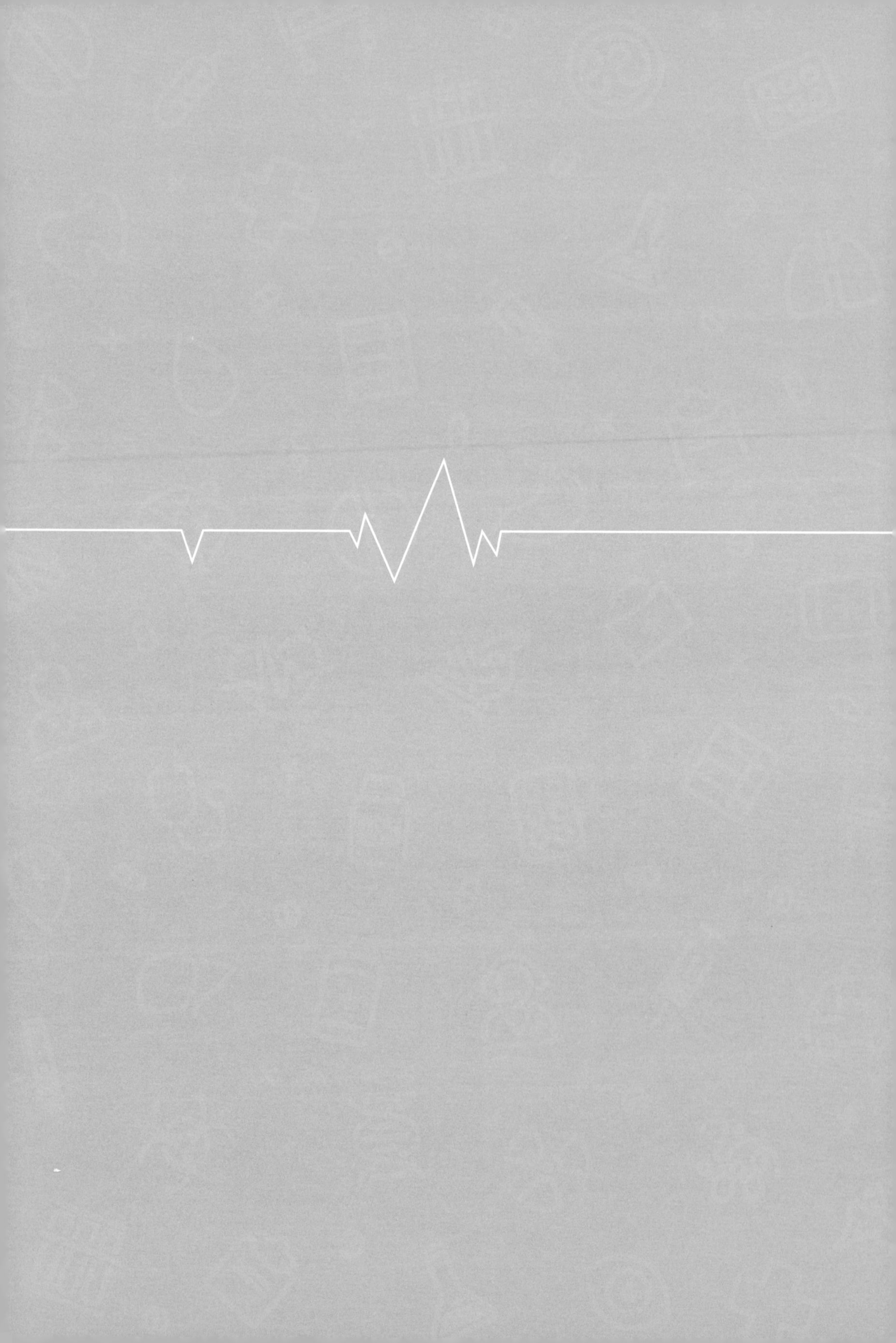

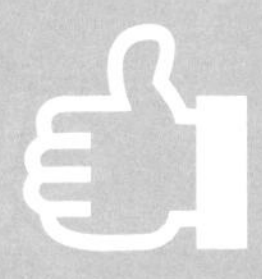

INTRODUCTION

醫門好生意——醫療網路行銷實例驚歎

驚歎一 起死回生的診所——透過網路突破地理界線

陳醫師自己的牙科門診已經開業差不多將近1年，但是在經營上遇到了問題。有一天接到一通電話，邀請他去參加網路行銷課程，他毫不思索的答應了。反正沒患者，陳醫師早早就去報到，在講師分析現有網路行銷情勢時，讓陳醫師慢慢體認他的診所必須從網路行銷中找到機會點。原先陳醫師以為講師所提的案例應該都是過去的客戶經驗，但當講師以某家門診現況做簡易分析時，陳醫師稍微緊張了一下，因為講師所述正是他的門診情況，他完全沒想到講師會在事前對參加的學員做功課，而課堂上的案例就是現場學員所面臨的情況，這讓陳醫師專注起來，並在會後進一步請教講師。以下是陳醫師門診實際情況，因涉及個人隱私，文中不提門診名稱。

情況描述

陳醫師結合學弟妹開設聯合牙醫門診，因大高雄各個區域的消費能力、族群皆不相同，陳醫師希望將患者對象設定在中階消費者，於是將診所開立在大高雄地區藍領和白領交界處，開業1年患者非常有限。

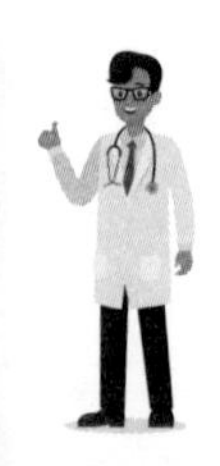

診所開業 1 年的慘澹經營，讓陳醫師與一同開業的學弟妹們壓力山大。當時在設計診所裝潢時，參考了附近幾間傳統診所，有鑒於傳統診所的動線設計與裝潢都十分老舊，所以診所設計之初陳醫師就在裝潢上很用心也花費不少，希望讓患者感受到溫暖而舒服的看診環境，並藉此吸引新患者，但一切並不如預期。

之前跟房東簽了 3 年租約，目前還有 2 年，若是不經營下去，房租押金是一大筆損失，但門診經營不盡理想，學弟妹也有點意興闌珊，內外的壓力都讓陳醫師非常頭疼，但苦無辦法來突破 1 年來的門診困境。

經過講師協助分析，發現診所的問題如下：

1. **醫師本身網路名氣不夠大，慕名而來的患者幾乎沒有；**
2. **原先企圖以裝潢改變固有診所印象吸引患者，卻被患者認為這是一間收費昂貴的診所而卻步，真是始料未及；**
3. **消費能力較佳的患者，則不願意到這個區域看診，反而到北高雄的大集團診所，甚至高鐵往返臺中、臺北，尋求更好的醫療環境；**
4. **目前每位醫師個人診時少，診所又有房租壓力；**
5. **診所情況再不改善，可能面臨學弟妹拆夥的事業危機。**

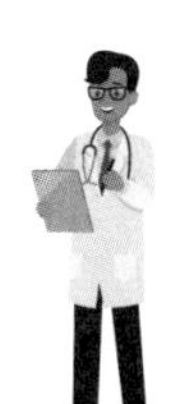

既然門診生意不好，領著學弟妹出來開業自己也有責任，陳醫師決定請行銷公司為自己規劃行銷策略，部分執行由自己嘗試來操作。

針對陳醫師的門診現況，所擬出來的行銷對策如下：

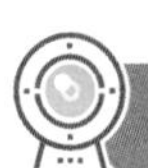

＊行銷對策＊

1. 採取網路行銷手段，包含官網、口碑和品牌差異。

   從網路上進行有關自己門診和醫師的醫療行銷，在預算有限的狀況下，先從基本的官網、口碑操作來創造出門診的聲量，希望在原先設定的區域對象中，打開知名度。

2. 製作官網，簡單必要，建立起網路行銷第一步。

   官網是診所在網路上的門面，也是讓求診者可以透過網路搜尋到，產生信任感的第一步。因為預算問題，無法多做幾頁，卻反倒掌握了「簡潔」、「內容精準」等網站製作重點，讓網路上的陌生患者能夠對診所有初步的認識，其中一項就包含診所環境。

3. 改變民眾對醫療環境的認知，凸顯醫病關係的重視。

   之前門診在裝潢上用了不少心思，卻被當成求診者的阻礙，乾脆利用網路讓民眾瞭解門診的用意：提供舒服的看診環境，但卻不影響看診品質，也不會抬高醫療費用，讓

（接上頁）

民眾卸下心防，也感受到門診的心意，取得對門診的信任感。

4. 主打陳醫師的口碑與擅長項目，經營個人品牌。

陳醫師忽略了名氣對求診者的影響，瞭解網路行銷後，陳醫師找出自己最擅長的治療項目，再搭配病患需求，在網路上描述自己的經驗，以及提供各種衛教知識，並加入了一些關鍵字進行網路排序的操作。利用這兩者的操作，在網路上架設出一座屬於陳醫師與病患間的橋梁，同時也成功營造了個人的品牌。

在數位行銷剛進行時，診所生意並未有明顯的改善，但隨著網路排序的作業慢慢發酵，陳醫師的門診病患人數開始產生變化。

1. **網路行銷確實對醫療行銷有幫助。**

首先，陳醫師特別設計了初診單問卷，詢問患者從何得知診所的相關訊息，愈來愈多患者勾選「來自網路搜尋」這個選項，陳醫師開始感覺，正確有效的數位行銷確實對診所經營有幫助。

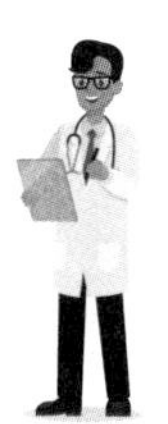

2. **網路行銷打破區域限制，增加跨區求診的機會。**

   半年來增加的新患者，皆是來自高雄不同區域，並沒有因為診所落腳的地點而有地緣障礙，證實網路行銷對跨越地區限制的宣傳有明顯的效果。

3. **醫師本身指名度大增，指名醫療品牌見效。**

   陳醫師本人的指名度大幅提升，與過往相比，約診都是看哪位醫師有空即安排，但診所櫃台人員開始陸續向陳醫師反應，有患者指名要陳醫師本人看診，就算要等上好幾週也願意，反而讓陳醫師開始苦惱如何幫助一同開業的學弟妹，也能擁有與自己相同的指名度。

經過這 1 年來的洗禮，陳醫師的門診有爆炸性的成長，一方面他不必再為後面的房租壓力煩惱，另一方面陳醫師開始考慮增加對其他醫師的網路口碑經營，以擴大學弟妹在門診的知名度，讓門診成效更進一步擴大，也思考再運用更多網路工具繼續拓展診所的理念，進而吸引更多與陳醫師理念相同的患者前來就診。

找回生活品質的醫師——讓網路篩選病患，增加自費族群

王醫師是臺中地區一位資深的眼科醫師，因為已具知名度，每天看診人數也十分穩定，被視為最不需要花錢做行銷的醫師。初次接觸該眼科診所時，王醫師本人並沒有與行銷人員接觸，僅派了助理來瞭解相關課程內容。助理從行銷課程上帶回一個訊息給王醫師：網路可以幫診所篩選病患。這讓王醫師有點心動卻又質疑，便請助理安排行銷公司到診所做更深入的接觸。

情況描述

診所裡患者算多且不乏年長者，王醫師特別抽出時間來接受行銷人員拜訪。王醫師是一位知名度高又有耐心的開業醫師，無論患者的病情是否嚴重，他都必須同等對待，但看診時間不可能無限延長，這令王醫師苦惱，他希望自己可以更專心的進行手術，減少一些健保給付的病人。

此外，會接受白內障手術的患者通常比較年長，這個族群並不是網路或是數位的重度使用者，醫師直接了當的説出他的看法，他認為數位行銷並不能協助自己達成目標。

助理補充王醫師的狀況，王醫師一直以來很在意患者的感受，對所有事都親力親為，所以當遇上較「龜毛」的患者，他也是不厭其煩的花許多時間與患者溝通，甚至連官方網站的來信、社群網站的私訊留言，也都會親自回覆。雖然早已習慣這樣的生活，但王醫師還是期待能提升自己的生活品質。而這些問題要如何透過數位行銷解決呢？

經過與王醫師和他的助理面談後，行銷人員發現診所的問題如下：

1. 醫師名氣高，病患大小事情都會請教他，與患者溝通時間占去門診時間太多；
2. 門診病患以熟齡客層為主，醫師認為這一客群不會上網，因此要花時間跟病患解說療程；
3. 患者容易被「自費」這兩個字影響，認為這是醫師為了多賺錢而建議患者採用的選項，「自費項目」推行不易；
4. 醫師凡事親力親為，連官方網站的來信、社群網站的私訊留言，都會親自回覆；
5. 診所看診時間一直再延長，看不完的病患，讓醫師無法更專心在手術上，更糟的是影響到醫師本身的生活品質。

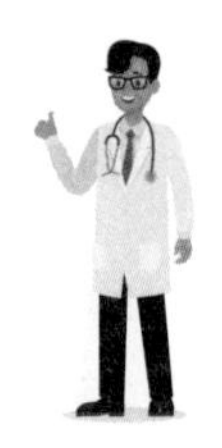

王醫師一再表示自己實在太忙，無法投入行銷工作中，只能請助理做為窗口，全權委託給行銷公司，行銷人員針對門診提出的網路行銷對策如下：

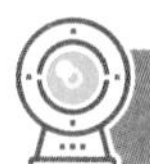

＊行銷對策＊

1. 將網路行銷鎖定在「內容行銷」和「熟齡市場」。

   因為醫師花在與患者溝通「醫療」的時間過長，且醫師認為他的患者年齡偏高，非網路高度使用者，更需要溝通。首要策略是計畫透過「內容行銷」先解決醫患溝通問題，同時就「熟齡市場」設計溝通的內容。

2. 抓住熟齡市場的關鍵：預防推廣、議題延伸和迂迴觸及。

   針對熟齡患者行銷的重點是做醫療的預防教育，並提醒保健與術後的持續追蹤。醫師擔心熟齡者不太會自己上網找資料，但卻忽略多數這個年齡段的患者會透過親友的意見來決定求診和療程選擇，甚至是拜託其子女上網找尋醫療的需要，這就是所謂的迂迴觸及。

3. 以內容關鍵字，讓網路篩選病患，增加自費族群。

   在數位行銷的領域中，可以透過不同的搜尋關鍵字，區分出不同類型的受眾。因此在眼科診所進行內容建置時，特別鎖定醫師的專業、技術性高的項目為主要溝通關鍵字，讓有這樣需求的患者容易找到診所，使自費的治療量逐步提升。

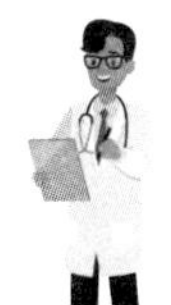

（接上頁）

4. 透過內容資料庫建置和內部即時溝通系統，消化有關醫療諮詢。

   運用內容行銷，針對熟齡的病況、常見問題、衛教保健資訊等等內容進行鋪設，讓這些內容幫助王醫師做第一階段的溝通，大幅減少龜毛患者的看診時間。診所內其他醫療人員也透過相關資料和即時溝通系統，提前完成患者對醫療過程中的疑慮和衛教工作。

5. 連結醫師品牌結合特定療程，回歸專業判斷，深化醫療對象。

   行銷人員先把醫師的資歷與經驗整理成為醫師個人的介紹，再將特定的專業療程、手術透過醫師線上文字説明，例如：強調希望白內障患者使用自費方式治療，單純是因為自費使用的水晶體，無論在材質上與功能上都比健保給付的來得更好。此外，治療後的患者滿意度更是王醫師最在意的地方，這是從專業的角度來思考，而不是把這個專業的判斷丟給患者自己作主。

「**內容行銷**」成效令王醫師感到相當吃驚！網路內容才上線不久，醫師就發現患者問問題的情況明顯少很多，患者或說誰誰誰看到網路上醫師說的，同時有患者還會針對在網路上看到的說明，仍有不明白之處發問。尤其當王醫師還主觀認為這些熟齡患者不會自己上網搜尋時，事實卻證實，網路擁有迂迴觸及的能力，就算不是觸及患者本人，依然能透過影響周遭親朋好友，迂迴影響患者本身。

以往患者容易被「自費」這兩個字影響，經過王醫師在網路上的說明，加上一些受過治療的患者在線上回饋表示贊同與高滿意度，推高了王醫師的專業觀點，愈來愈多的患者主動諮詢和選擇「自費」項目，而王醫師也僅需要針對患者個人特殊情況和手術的專業再加以說明，讓王醫師可以有更多時間專注在個別患者的手術施作。

在數位行銷的幫助之下，王醫師看診的時間節省了，可以更專心在每一次的手術上，而每一次的手術成果，更讓他感到自豪。不只減少手術前苦口婆心去說服患者採用自費醫材的時間，省下來的寶貴時間，也讓王醫師得到更好的生活品質，當然，並沒有讓他的收入受到任何影響。

年輕醫師出頭天——不再別人吃肉你喝湯

不是醫療世家，更不是富二代，在臺南出生的蘇醫師並不是一位世人所認知的「人生勝利組」。靠著苦讀畢業，開始成為三家診所的客座醫師，診所的主持人都是他的前輩或恩師，前輩們

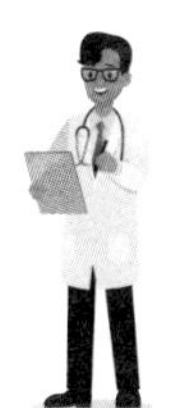

在牙醫治療的案例與技術上，對他從不藏私傾囊相授，但有些情況也讓他不得不有些洩氣。

在一次偶然的機會下認識了蘇醫師，他向行銷顧問拿自己開玩笑，稱自己跟一般上班族沒什麼不同，這與外界所認知的「當醫師」印象差很大。經過幾次瞭解之後才發現，蘇醫師說自己是上班族真的不是在謙虛，而是徹徹底底反映在臺灣的醫療環境中，年輕醫師想要靠自己的能力出頭天，其實是相當困難的。

蘇醫師在三家門診駐診，看似風光，論其情況不過是鐘點門診醫師，他所面臨的問題是：

1. **輪為代班醫師，自己無法掌控時間的安排。**

   首先，每間診所願意給年輕醫師的看診時間不定，也不是自己可以掌控的，有時礙於人情壓力，也時常因學長「出國進修」，不得不臨時改變自己的計畫幫其他醫師代看門診。忙起來比科技業輪班工時還滿，一旦空閒又如同身處無薪假的窘境。

2. **成為健保醫師，被「學長」壓榨體力。**

   有利潤的療程，常因為學長一句話，就變成別人的療程，像蘇醫師這樣的年輕醫師通常被分配到的病患，多是健保、治療時間較長或「麻煩」的案例。這種現象雖然不是只出現在醫療這個圈子，只是這樣的日子，讓他看不到自己的未來。

3. **苦幹實幹，收入卻讓人很失望。**

自己開業並不是蘇醫師這個年紀的首要目標，在他累積足夠的創業基金前，蘇醫師只期待現在的投入努力可以提高現有的收入，累積更多治療案例和精進自己的醫術。但是以目前的情況，蘇醫師似乎無法獲得與他工作相對等的待遇。

基本上蘇醫師的狀況是「**沒名沒利**」，這當然會讓他非常喪氣。行銷顧問花了一些時間先向蘇醫師說明網路行銷概念後，他對數位行銷表示並不排斥也充滿好奇，只是仍不清楚，數位行銷如何解決他的問題？顧問再進一步針對蘇醫師現況提出了建議：

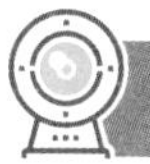

＊行銷對策＊

1. 「醫師本身即是品牌」，專注在醫師身上做文章。

在醫療行銷的規劃上，我們思考的多半是本質，而蘇醫師的本質究竟是什麼？就變得非常重要。對年輕的醫師來說，他們不難理解網路與數位的影響力，但如何進行通常一頭霧水。當顧問向蘇醫師解釋「醫師本身即是品牌」，就像是藝人、明星都是透過操作，建立起自己的知名度

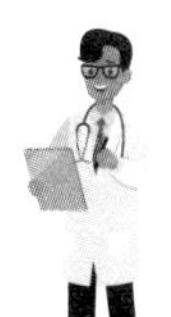

（接上頁）

時，蘇醫師才開始思考身為品牌，他的本質會是什麼？他該如何去包裝自己？

2. 讓醫師化身網紅，個人形象口碑營造。

「專業」是最基本需要的形象，顧問建議蘇醫師從最基礎的個人形象照開始著手投資行銷，同時針對自己的特色創立社群，學會導入社群基本「分享」價值，醫師可以親自撰文與他的「粉絲」們互動溝通，一步一腳印累積自己的追隨者。

蘇醫師利用自己對數位社群天生具備的嗅覺，開始不斷發揮創意，常常找時事來炒話題，在 3 個月內累積了千名以上的粉絲數，但進入到第 4 個月之後他的社群損失的粉絲數卻也不斷增加。行銷顧問檢視了蘇醫師的社群後，告訴蘇醫師，這是因為他過度操作時事，而出現行銷上所謂的「話題迷思」，主要源於蘇醫師對話題的掌控出了問題，顧問又一次對蘇醫師提出修正，他才意識到即使不夠「大量」，但能建立「正確」的粉絲，才是最重要的事。

經過修正後，蘇醫師在社群行銷上了軌道，在診所中慢慢有不少人指定他看診，建立出非他不可的指名度。既然粉絲是衝著蘇醫師而來，自然也就確保了蘇醫師在診所中常駐的地位，即使

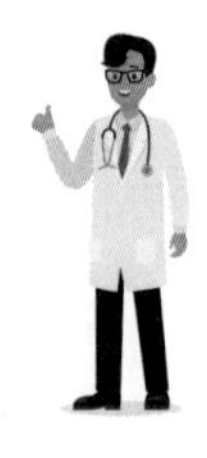

是自費的療程，也不容易被其他前輩搶走。更重要的是，這樣的行銷方式得以累積，將每一分預算所產生出來的功效留在自己身上，薪水成長了，門診時間也更為固定。蘇醫師表示，未來即使有自行創業的規劃，他也充滿信心，在數位世界的影響力依舊存在。

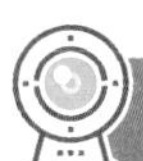

＊提醒與修正：醫師回歸專業＊

1. 經營個人品牌不能脫離專業路線。

醫師畢竟是醫師，在話題和內容上不要脫離個人醫師專業，避免造成品牌上的衝突，醫師的品牌建立就在醫療專業上。

2. 懂得以「正確」的內容，幫助網友瞭解自己。

醫師希望自己可以累積名氣，承接困難度高的牙醫項目，就要利用相關內容分享自己的心得，讓網友知道自己屬於「牙醫」的網紅，藉此讓網民以專業認識自己，這樣才能轉嫁到門診的指名度。

3. 建立「忠誠」、「信任度」高的粉絲，逐步增加追蹤的粉絲數，而非搶快、搶量。

搶快、搶量只會讓醫師的社群叫座不叫好，醫師應該理性看待社群的操作，多提供粉絲想知道的衛教或牙科醫療上的疑慮解答，讓每位粉絲都是在信任下跟進醫師的動態，才能穩固和增加實際的口碑。

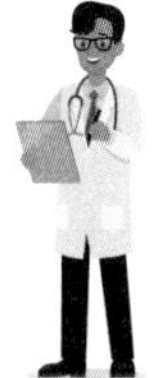

驚歎四 權威醫師挽救形象——透過優化和專業口碑扭轉負評

醫療長久以來被一般人視為權威至上的世界，即使是消費者意識抬頭的現今，一遇上病痛，能勇於否定醫師決斷的人不太多；但在媒體渲染下，醫療糾紛、惡質醫師的事件陸續爆發，讓患者也不得不拿放大鏡來檢視醫師。在這樣的外在環境下，醫師們也開始學會自我保護，盡量維持好的形象，以免遇上恐龍患者，對自身或醫院產生麻煩與困擾，但是如果做得不好，反而適得其反，對自己和診所、醫院都是傷害。

張醫師是新竹地區小有名氣的婦產科醫師，醫術一流，尤其是在他專精的項目上，在醫療界中絕對是權威級的人物。醫院之前有委請行銷公司提出行銷規劃，然後由醫院內部去執行，此次找上臺灣數一數二的網路行銷公司顧問，希望能進行行銷改造。與其說是改造，不如說是拜託趕快來救救醫院！因為網路上快被患者的抱怨淹沒了。與張醫師的會議讓行銷顧問印象深刻，快、狠、準的行事風格常常讓醫護人員戰戰兢兢，經過與張醫師、醫院內部人員瞭解後，顧問點出了醫院的問題：

1. **醫師和行銷人員的錯誤設定，造成醫師形象的毀滅。**

   醫師本人除了是醫院門診主要醫師外，也是醫院經營團隊關鍵人物，個人如同脫韁野馬般對任何事情都直言不諱，想到

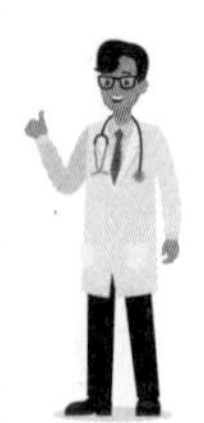

什麼說什麼，完全不在意行銷顧問對他的看法。對於行銷，張醫師自有一套見解，要能與這樣的醫師合作，若無法堅持專業的建議，很容易就被張醫師的主觀意見帶著走。張醫師覺得他處處為患者著想，所以應該根據這個主軸定位，當他身邊的行銷人員在網路上以溫柔、樂於傾聽，為張醫師設定個人佛系形象時，就此也埋下了品牌危機的種子，原本是好意，卻毀了醫師形象。

2. **患者失望大於期望，醫師被渲染成自大無禮的醫師。**

網路的傳播速度非常快，且現在求診者有相當大量都是從網路上搜尋訊息，來決定新的醫療單位。且不論舊患者，當新的求診患者從網路上被佛系權威醫師吸引而來，就診時面對的卻是一位會對病人「很大聲」的醫師，尤其是對婦產科門診來說，患者不少是孕婦，這可是件大事情。張醫師開始在網路上被一些求診者說成一個專門取笑病人、對病人不禮貌、自大又自負的醫師。當「期待」透過行銷的力量被渲染得越來越大時，「失望」產生的負面情緒就如同排山倒海而來。

3. **權威醫師成惡夢，爆發醫院品牌危機。**

患者不斷把張醫師的談話擴大解讀，完全模糊了張醫師在醫療上的專業，即使張醫師是婦產科醫療界的權威者，也對張醫師的看診人數產生了極大影響。許多病人不僅避開張醫師

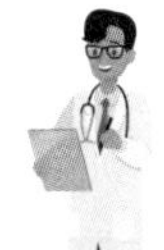

的門診，更嚴重的是連帶影響了醫院的聲譽，將醫院列為拒絕往來戶，已經造成醫院品牌危機。

醫院和張醫師在網路上有不少的「負評」，網路上向來是「凡走過必留下痕跡」，行銷顧問這次承擔了非常重要且緊急的責任：挽救品牌。張醫師經過這次事件後，開始認知網路的影響力，也認真面對行銷顧問提供的建議，顧問告知張醫師，接下來要面對的問題必須長期抗戰，重點要放在如何扭轉網路負面形象。

行銷顧問所提供的建議焦點，首先專注在危機的處理，相關策略如下：

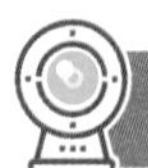

＊行銷對策＊

1. 品牌危機快速的回應，讓其他醫護人員來優化溝通。

   透過醫院的平台，加強並由醫護人員傳遞對患者更多的關懷，並對已經發生的負面訊息釋出善意回應。在這次危機中，所幸僅只對張醫師的個人風格有異議，他的醫療專業口碑仍然有相當的好評，對一些失控的發言，也建議張醫師選擇道歉，並再次在平台上從專業面來說明，他永遠堅持給予病患最好的處置。

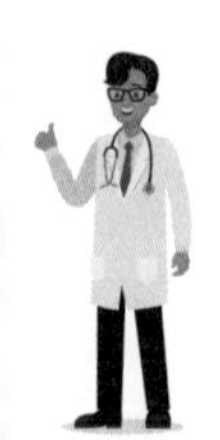

（接上頁）

2. 先還原真相，回歸醫師本質，進一步重新定位。

   無論是何種行銷工具，販賣的都是產品的本質，行銷就如同放大鏡，用來把優點放大，而當這樣的形象在網路的世界被傳遞，自然也吸引有「期待」的病人來就診。「先還原真相，回歸本質」，從行銷面來說，改造錯誤的形象，重新定位則是第二階段該進行的作業。唯有重新打造形象，才有機會產出新的內容，重新與網路上的陌生患者進行溝通。而這裡所提到的重新打造的概念，是要找出與醫師相符的形象，譬如：「刀子嘴，豆腐心」的醫師、對患者身體嚴正以對的醫師等等。

3. 回歸專業，讓醫療權威持續曝光。

   醫療網路行銷的鐵律：回歸醫療專業。張醫師也開始透過資料庫的建置，並交由專業的行銷團隊進行口碑行銷，讓病患真的感受到醫師本人「開始改變」、「放下身段」，在專業面依然直言不諱，反而贏得患者們的尊重。

在醫護人員的優化溝通和張醫師本人的說明，雙線持續進行一段時間後，品牌危機明顯被化解，張醫師的門診量也回升，當然張醫師仍保持他慣有的直言風格，但卻不損及他的專業形象，甚至成為醫院的招牌。

對於張醫師這件事情，行銷顧問深切向所有醫療人員和從事行銷的業者提出建言：網路具有累積的特性，如果在對行銷專業認知不夠清楚的狀況下，冒險躁進去執行行銷操作，操作失敗的結果肯定會累積在網路上；而改變原本失敗的操作，要付出的成本與難度會比原本還要高上好幾倍。與其繞一大圈，不如依照步驟逐步進行，方向正確才是通往成功的唯一途徑。

或許對醫療機構而言，行銷在過去聽起來不是一個很必要的工作，但是面對網路重度使用的時代，病患就是消費者，高漲的消費意識和消費者求診的決策過程改變，這是不得不承認的事實，醫療機構必須揚棄以往靠醫師在診療間等病患上門的被動心理，轉換為主動積極地為病患做更多的服務，或為自己的診所多做些宣傳，爭取更多的收益。

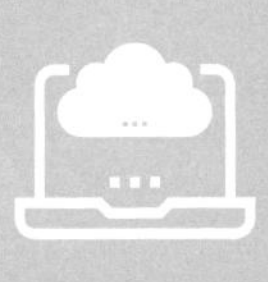

1 CHAPTER

為什麼醫療機構要做行銷

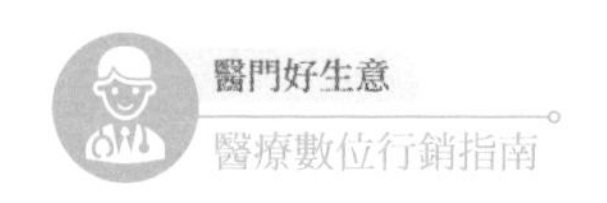

1-1 醫療院所比超商多，獲利成為醫師負擔

從管理行銷的角度，醫療也需要行銷策略和管理目標，其中基礎的認識包含瞭解這個市場有多大規模？深入瞭解誰是醫療機構的顧客？誰是同業競爭對手、有多少家同業？我們本身具備什麼優、劣點？

全民健保政策推高臺灣醫療三大現象

從民國 84 年開始政府就醫療工作宣布推行全民健保，迄今已有 99% 民眾納入全民健保，健保提供了民眾就醫的保障，但也造成臺灣醫療服務的紛擾開始。先不說每年健保給付龐大的支出，健保所提供的便利性也讓國人有事沒事往醫院和診所跑；對美、健康意識和效果要求，消費者承擔自費項目的意願也提高，以上情況造成臺灣現今醫療三大現象：

{1}	{2}	{3}
大型醫院人事開始集中化。	臺灣人愛看病，看診人數大幅成長。	市場需求激化各類型醫師開業企圖。

先看臺灣醫療院所的密集度有多高、多便利。

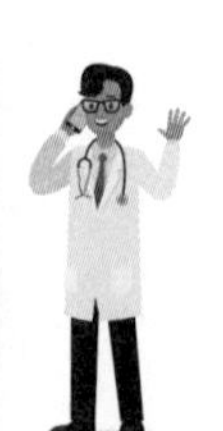

民國 106 年年底醫療院所 22,612 家，較上年增加 228 家或 1.0%，醫院 483 家，減少 7 家或 1.4%，其中中醫醫院與上年同為 5 家，診所 22,129 家，增加 235 家或 1.1%。與民國 96 年相較，醫療院所增加 2,712 家或 13.6%，其中醫院減少 47 家或 8.9%，診所則增加 2,759 家或 14.2%，其中中醫醫院增幅達 25.1%。再由另一個數據來瞭解我們所處的生活環境：截至民國 106 年年底止，國內連鎖便利商店總共有 10,662 家，以民國 106 年年底全臺灣 2,355 萬人口來看，平均每家便利商店服務人口數 2,248 人，而每平方公里就有 0.3 家店。相較起來，國內醫療院所之密度比連鎖便利商店高出 2 倍，臺灣的醫療護理比便利商店更加「便利」。

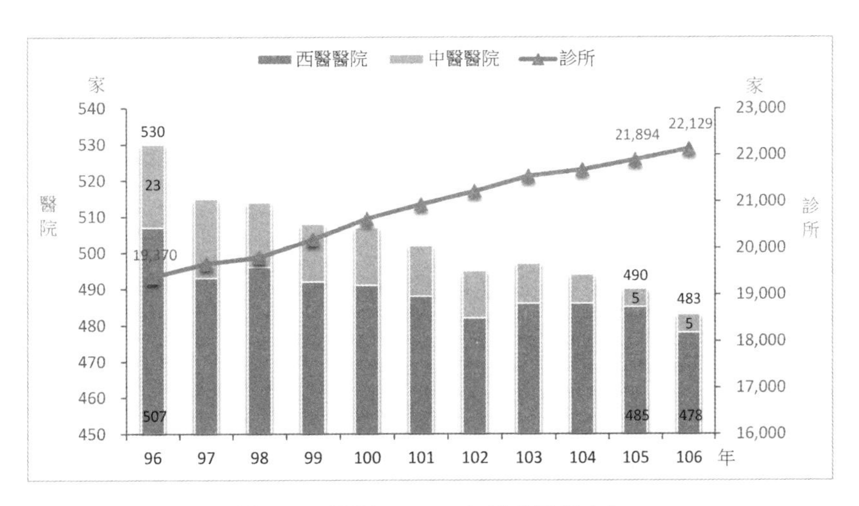

圖 1-1　民國 96-106 年醫療院所家數

（資料來源：衛福部民國 106 年醫療機構現況及醫院醫療服務量統計。）

關於激化各科別類型醫師開業企圖這件事，源自健保對醫療機構給付方式的變革。各健保署實施總額支付制度，控制財務風險，亦即健保署不再全額給付醫療院所的醫療支出費用，而是在事前規劃訂出醫療支出費用的總額，由醫療院所各自申請後，若申請總額低於原訂總額則全額給付，若申請總額高於原訂總額，則按比例打折給付。

在醫院醫療服務量沒有減少，給付額度打折，醫療人員負擔增加的情況下，造成部分科別醫護人員流失。過去醫學畢業生心中熱門的四大科，包括內、外、婦、兒科，醫院實習選科前互相拼比的盛況，已經不再是如此，四大科變成醫學系學生的最後志願。近年學生入大學醫學院選擇科系時，可看到牙醫系的志願高過醫學系，外科醫師挑醫美服務，或選擇治寵物比醫人貴的獸醫系。在收入和利潤因素自然驅使下，一般科別的醫師便相繼出走醫院，自行開業了。

 醫療院所比超商競爭，不做行銷難維持

民國 106 年醫療院所設置之診療科別，除牙醫科別 6,997 家及中醫科別 3,954 家外，以西醫一般科 3,148 家、內科 2,044 家、家庭醫學科 1,978 家及兒科 1,738 家居多數；與民國 96 年相較，西醫一般科減少 52 家（或 1.6%）、婦產科及兒科分別減少 102 家（或 9.2%）及 23 家（或 1.3%），內、外科及眼科分別增 7.8%、

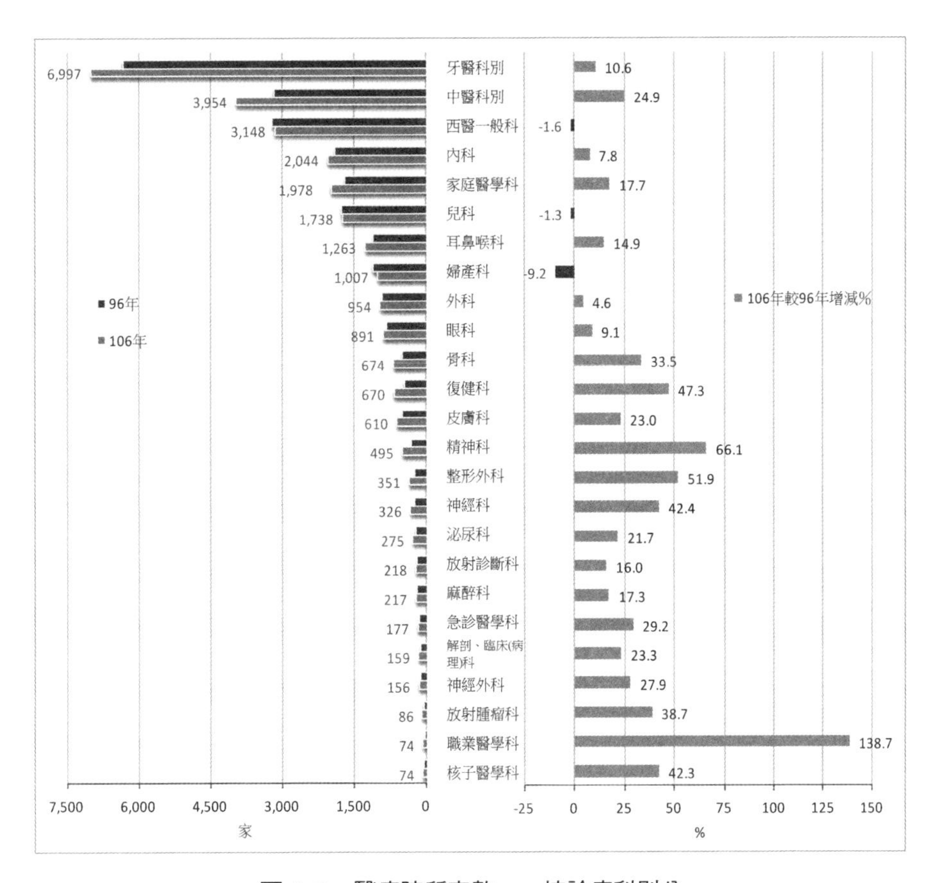

圖 1-2　醫療院所家數——按診療科別分

（資料來源：衛福部民國 106 年醫療機構現況及醫院醫療服務量統計。）

4.6％及 9.1％，其餘科別增幅則皆高於 1 到 2 成。從表 1-1 即可見民國 106 年過去的 5 年之間，各科診所開業數逐年成長，而諸如牙醫、醫美、獸醫這些自費醫療項目可能偏多的專科，因為消費者所支付的醫療費用直接進入診所落袋為安，更影響醫療開業的科別選擇。

▼ **表 1-1　民國 101-106 年各科院所數**

	101 年	102 年	103 年	104 年	105 年	106 年
牙醫科別	6,692	6,780	6,843	6,871	6,936	6,997
中醫科別	3,562	3,655	3,747	3,816	3,885	3,954
家醫科	1,896	1,922	1,959	1,955	1,974	1,978
耳鼻喉科	1,228	1,249	1,255	1,255	1,257	1,263
眼科	867	877	872	880	881	891
復健科	568	598	623	634	647	670
皮膚科	564	583	582	593	599	610
整形外科	303	315	334	336	342	351

（資料來源：衛福部民國 106 年醫療機構現況及醫院醫療服務量統計。）

另以區域來說：全臺六大區域中，臺北分局醫療院所數最多，其次是中區分局、高屏分局，所有區域的診所數都是逐年成長。以北區為例，新北市就出現「醫療一條街」，例如新北市永和區福和路，在短短的 100 公尺內，竟然就聚集了 12 間診所，從牙科、眼科、皮膚科、耳鼻喉科，到內科、復健科、身心診所、婦幼診所應有盡有，甚至還有不少間藥局和檢驗科。網路上還有人回應說：「走一遭福和路實在是太強大惹……永和醫療街想看的病都看完了。」其他如該區的中正路，300 公尺內有 17 間醫療院所，若是將距離拉長到整條中正路，2 公里內的診所數量甚至超過 30 間，其中牙醫就占了 18 間；竹林路總長也不過就 1 公里，但在短短的 800 公尺就有 20 間，其中中醫診所占了 5 間。

▼ **表 1-2 臺灣各區民國 103-106 年醫療院所總數**

	103 年		104 年		105 年		106 年	
	醫院	診所	醫院	診所	醫院	診所	醫院	診所
臺北區域	116	7,223	111	7,294	109	7,364	110	7,460
北區區域	67	2,645	66	2,664	67	2,700	67	2,712
中區區域	112	4,726	112	4,739	114	4,802	110	4,852
南區區域	67	2,996	70	3,008	68	3,021	68	3,035
高屏區域	117	3,533	118	3,557	115	3,579	111	3,634
東區區域	18	421	17	421	17	428	17	436

（資料來源：衛福部民國 106 年醫療機構現況及醫院醫療服務量統計。）

（備　　註：各分局轄區範圍：
臺北分局：臺北市、新北市、基隆市、宜蘭縣、金門縣、連江縣。
北區分局：桃園市、新竹市、新竹縣、苗栗縣。
中區分局：臺中市、彰化縣、南投縣。
南區分局：雲林縣、嘉義市、嘉義縣、臺南市。
東區分局：花蓮縣、臺東縣。
高屏分局：高雄市、屏東縣、澎湖縣。）

新北市永安市場捷運站外的中和路往永貞路方向，200 公尺內也聚集了 10 間診所，其中有一半是牙醫；中和景新街以中醫診所為主，板橋的陽明街、實踐路、新莊幸福路、新店北新路三段、嘉義興業西路……，這些地方似乎也都被當地人視為醫療的重點區域。以上情況就像是把一家大規模的醫院各科別拆解，然後請各科主任在一條街上開設門診似的。

在固定人口的市場僧多粥少的情況下，醫療機構的經營者無不出奇招，每隔些日子就以各種理由來做行銷，譬如新開業、周年慶、某節日……，甚至還有新聘醫師，順勢推出免收掛號費、送贈品、打廣告等方式，希望增加看診數、提升競爭力，透過建立醫病關係來維持病人數。

看看這些數據，大部分醫療機構的主持人、醫師應該相當感慨，每天兢兢業業以專業為病患服務之際，還要擔心著診所生計的維持，著實為難了以醫療高度專業受到尊敬的醫師。在這醫療院所比超商多的時代，醫療院所不做行銷還真難維持。

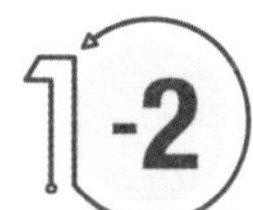

1-2 醫療院所獲利哪裡來

健保補助項目的限制，醫療分科也越來越朝向分眾專科化，自費服務營收因成本控制得宜，成為醫療機構未來獲利成長來源，更需要行銷進行輔助。

醫療機構的體制特性，要做行銷如走在懸空的鋼索

醫者父母心！在臺灣，醫師一直是備受社會尊崇的高端職業，但相較於其他產業，醫療機構的體制環境有著更大的規範

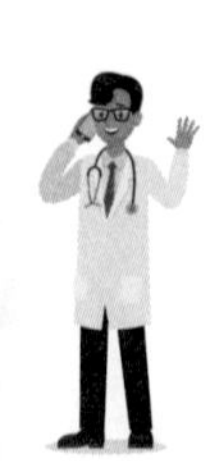

力量。首先是因為從事內容攸關人的生命與健康，因此，政府對於醫療機構產業制訂了相當多的法令與規章，讓醫療產業以為遵守。

＊醫療機構的體制特性＊

1. 衛福部訂定了《醫師法》、《藥師法》，規範專業醫療人員之資格取得、執業與義務；
2. 醫療過程複雜性與效果的不確定性；
3. 醫療必須大量依賴醫師的專業。

在健保制度下，臺灣醫療支出資金來源約有62%與政府相關，其中主要為中央健康保險局給付，其餘則來自各政府單位等。另外38%的醫療支出，主要為家庭自付部分，包括門診就醫的掛號費，須視診療期間長短而定，且以約占醫院成本10%至30%自費項目的相關費用等。因為健保補助項目的限制，醫療分科也越來越朝向分眾專科化，自費服務的發展（例如高端健康檢查以及醫學美容療程）更受到醫院診所重視，視為未來獲利成長來源。

分科上，從社區服務型的婦產科、內科、小兒科，到名醫型的牙科、眼科、皮膚科、復健科，甚至現代中醫與醫美診所，都有高端化、企業化、投資規模大、更注重行銷宣傳的產業化趨勢。精

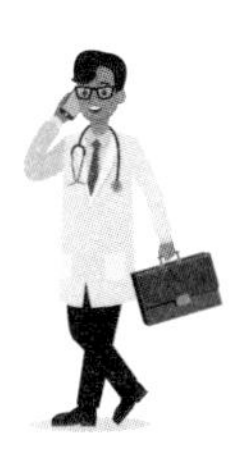

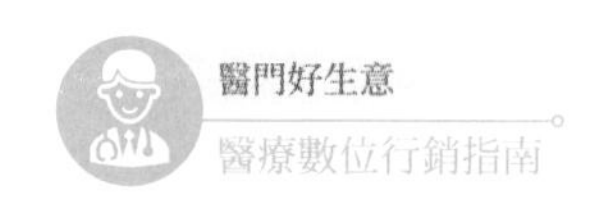

緻的服務品質已是所有企業追尋的共同規範，醫療服務提供業者也不例外，尤其在自費醫療市場中，「服務」絕對扮演著相當重要的關鍵角色。然而，卻常有私人醫療機構不知道自己目前所處的服務狀態與服務風評，更不明瞭面對服務需求不斷變化的消費者。

源於醫療產業的特性，醫事服務大概是唯一不被允許廣告行銷與促銷的產業，在這個全傳播的網路時代裡，被法令綁住手腳的醫療產業看似前途岌岌可危，至少某個程度，全臺所有私人醫療機構都走在懸空的鋼索上是不爭的事實，也是所有投資開業醫師們心裡的隱憂與最痛。

醫療產業的發展快速，以及全民健保政策下，健保局為有效抑制健保費，執行總額制度，如前文提到：健保局給付一定額度給醫院，健保總額就像一塊大餅，醫療機構必須在這大塊餅分額度，因此醫院的收入受到抑制；此外，診療中自費項目一般成本幾乎在可控制的 3 成左右，醫療機構獲利空間比較大，也讓醫療院所傾向自費醫療市場的開發。醫療自費項目恰好是在醫療同業中，最可能呈現殺價競爭的「商品」，其實也是最需要利用行銷，藉此提高診所在這部分的營收占比。

近年來醫院相繼發展自費項目，競爭增加，而民眾擁有自由選擇就醫場所的權利特性，更使得醫療行銷的工作日趨重要。醫療服務業的競爭類型共區分為：1. 醫學中心；2. 區域醫院；3. 地

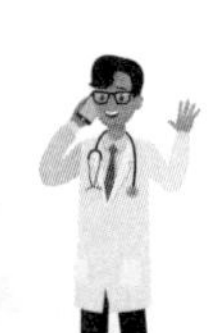

區醫院；4. 基層診所等四種類型，而此四種競爭類型規模、特性有所不同。因此，醫療院所欲滿足顧客的期望，就必須先瞭解民眾本身的特性及決策因素，以便擬訂合適的行銷策略，來獲取民眾的信賴感。

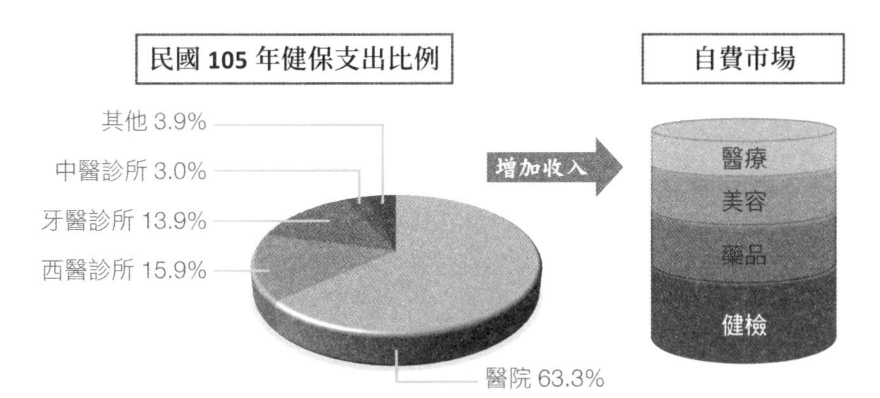

圖 1-3　健保支出比例與醫院增加收入的項目來源

（資料來源：衛福部民國 105 年國民醫療保健支出。）

▼ 表 1-3　醫療院所分級

分　級	規模內容
醫學中心	醫學中心具有研究、教學訓練及高度醫療作業等多種功能，並通過醫院評鑑、教學醫院評鑑合格的醫院。
區域醫院	一般病床 300 床以上，除各類專科外，另設有病理、麻醉、放射線和復建，從事須精密診斷與高度技術之醫療工作，經醫院評鑑及教學醫院評鑑合格的醫院。
地區醫院	20-99 床的地區醫院為原則。提供一般專科門診及住院服務，並經醫院評鑑合格的醫院。
基層診所	醫療機構僅應門診者為診所。診所依其業務性質可分為專科診所及一般診所。

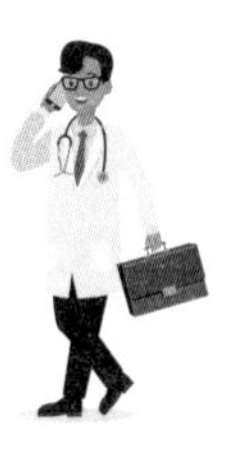

民國 106 年衛福部統計資料顯示，臺灣醫學中心 26 家（含兒童醫院）、區域醫院 77 家、地區醫院 307 家、診所 22,129 家，各自有不同的經營與行銷重點。醫院的經營重點主要是醫療技術及醫療設備，有別於醫學中心及區域醫院的地區醫院規模較小，除了醫療技術及設備，更注重社區發展，因為地區醫院必須藉由社區發展和病人維持長久的連結，並與通路成員（例如：長照中心、護理之家、復健中心等等）維持很強的連結關係，讓社區居民得到理想的醫療服務，例如：增加社區居民想要的醫療設備，或加強社區居民所需的醫療技術等等，讓醫院獲得競爭優勢。而診所的競爭也因為診所逐年成長與日俱增，其中以牙醫、整形診所、中醫診所……競爭最大。

在衛福部大力推動分級醫療觀念：「厝邊好醫師，社區好醫院」鼓動下，醫療院所市場的競爭下放到地區醫院和診所，小醫院、診所面臨的是更嚴峻的競爭。要符合專業、不違反醫療法規，又要在同業中脫穎而出，不在行銷上下點功夫還真不行，而傳統的促銷活動效果一時，網路行銷應該是讓醫療院所殺出重圍的最好工具。

醫療環境改變，影響醫療院所的發展風險

臺灣醫療環境的改變，也影響醫院的發展，在醫療、消費訊

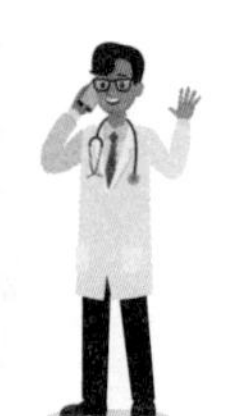

息爆炸，醫療院所優勢競爭與過往的形態不同，不再侷限於醫療專業，更追求於創造顧客（病患、家屬）的價值認同。

基本條件
競爭增加
求生存
必要條件
競爭增加
追求卓越
創造顧客價值
科別
設備
地點
成本
效率
品質
醫院特色
醫療技術
品牌口碑
進入障礙
市場區隔

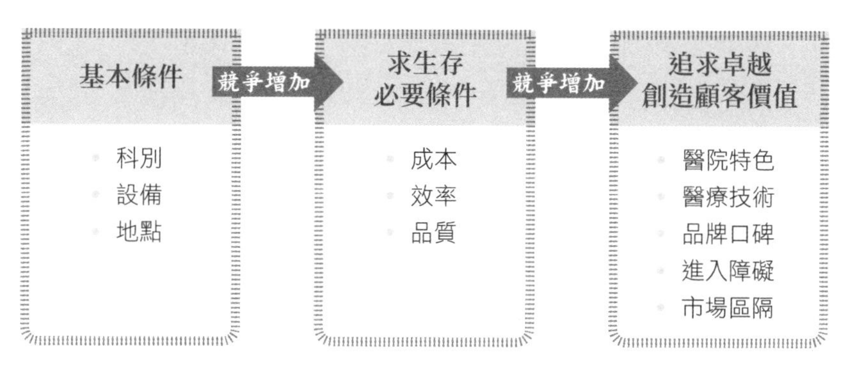

圖 1-4 醫院診所核心競爭力發展進程

許多民眾以為，醫療院所一定會賺錢，其實是一個迷思，箇中危機與辛苦不足為外人道。假如剛好有位醫療專業背景的朋友，正找你商量籌思合作開業，不妨看看發表於民國 106 年 12 月《台灣公共衛生雜誌》的研究報告。

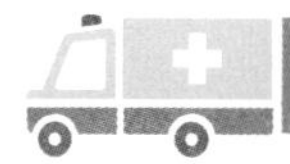

＊醫療院所經營危機提示＊

1. 歇業危機前三名：不分科（內科）、家醫科與復健科。
2. 聯合門診後續存活率高於單科門診。
3. 診所黃金生存 700 天。

（資料來源：蔣靜怡、郎慧珠（2017）。台灣診所之歇業與存活研究及其相關因素探討——以 2000 年至 2010 年新設西醫診所研究為例。**台灣公共衛生雜誌**，**36**(6)，626-639。）

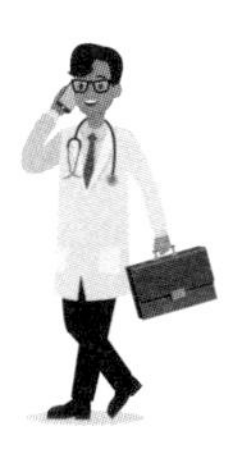

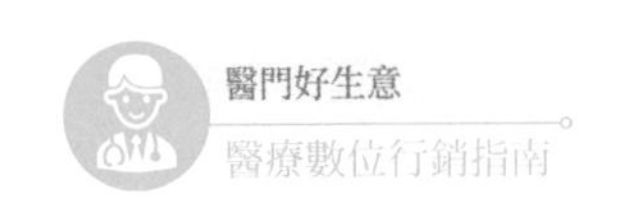

1. **歇業危機前三名：不分科（內科）（37.5%）、家醫科（33.9%）與復健科（28.7%）。**

   開醫療院所是否一定能賺錢？根據研究發現，臺灣從民國89年至99年新增加西醫診所7,347家，5,361家存活，1,986家最終陣亡歇業，歇業比率最高的前三名科別為：不分科（37.5%）、家醫科（33.9%）與復健科（28.7%）。

2. **聯合門診後續存活率高於單科門診，尤其以家醫門診單一科別執業最為告急。**

   研究顯示，家醫科診所單獨執業比率接近九成，內科、小兒科等科別則較常聯合執業。因此，家醫科診所在都會區競爭能力較為薄弱，導致歇業率11年來為各專科診所之冠（33.9%），聯合專科診所歇業率低，後續存活率高。家醫科診所在六都與衛星城鎮的都會發展蓬勃趨勢中，面對各專科診所林立，社區居民如有醫療需求，可以選擇多元診療科別，這使得家醫科被民眾認為是一種無特別差異的專業，遂致市場需求縮小。

3. **「診所黃金生存700天」，歇業高峰期普遍出現於開業的第700到第800天。**

   研究也發現，西醫診所歇業高峰期普遍出現於開業的第700到第800天之間，等同為「診所黃金生存700天」。歇業幅度最高的前三名縣市為雲林縣（41.3%）、臺東縣（39.1%）與苗栗縣（37.0%）。

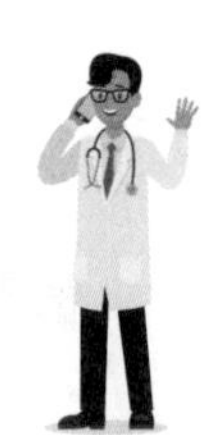

能夠長期維持營運的醫療院所，都有幾個共同的特色，包括醫師較為年輕、醫事人員編制較完整，診所收入點數與就診人次較高。特別在就診人次上，這些診所遠高於歇業診所的 6 倍之多。這同時印證了上面的說法：聯合診所、多科別或單一多位專業醫護主持的醫療機構之經營成效，要大於單科門診。

1-3 網路搜尋左右了診所 72% 的新客源

醫療不需要做廣告，市場原本就有固定需求；醫療服務不是消費品，廣告既不會創造需求，更不會創造來客，廣告醫療令人產生不信任感。

在日常經營中，診所負責醫師除醫療工作外，還包括各科室行政作業，包含清潔、管理、藥品和消耗品採購，以及健保申報。醫院有各部室分層負責分攤行政瑣事，私人醫療機構麻雀雖小五臟俱全，醫療專業和行政上所有的事情則一件都少不得。網路行銷說起來好像只有幾句話，如果檢視以上醫療機構的日常工作，只要是經營上還可以的私人診所，哪還有多餘時間花在網路上？更別提要求網路行銷上其他更多的專業。

 抓準民眾就醫選擇方式，提高新病患就診率

醫師有這麼多的事情要忙，還要愁著沒有新病患上門，應該會沒有心思好好專注在病患的療程上吧。但如果醫師或是私人醫療機構負責人能夠先瞭解在這人人上網的時代，民眾選擇就醫地點的方式，大概就會對為什麼老是沒有新病患上門的疑慮恍然大悟。

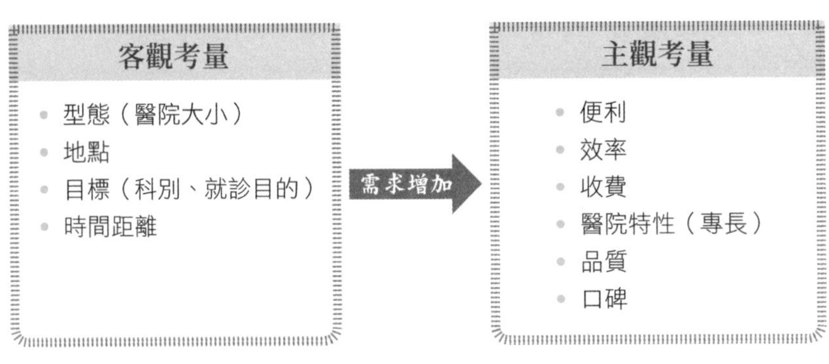

圖 1-5　患者在求診需求上，簡單劃分兩個思考層面

隨著民眾健康知識及醫療需求提高，消費者意識覺醒，就醫的選擇性相對增加，其原因在於：

{1}

當今消費者擁有自由就醫的選擇權益。

{2}

醫療價格不再是消費者選擇醫院的主要考量因素。

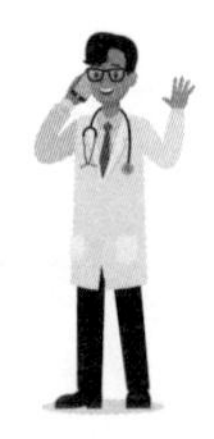

{3}

醫療服務品質與地點的方便性，成為顧客選擇醫院的重要影響因素。

{4}

消費者逐漸以主動積極的方式，尋求合適且可信任的醫療服務。

以上四種情況：自由、價格、品質與便利性、主動積極的特性，正是目前民眾偏好以網路搜尋權衡與決定產生消費的模式，醫療的選擇同樣脫不了網路搜尋的關係。

透過網路調查多家門診患者來源，以及患者獲知診所（醫師）資訊的方式，發現一般民眾在察覺自己有病徵時，除了找原就醫的診所看診外，自己上網找診所或名醫的占比相當高，即使部分病患會透過朋友諮詢介紹，仍會自己再上網搜尋確認朋友推薦的醫師和診所。

選擇醫病的程序：

- **病徵 ➡ 資料蒐羅 ➡ 進一步資料判斷 ➡ 選擇就醫。**

上網搜尋參考資料：

- **形象：官網、臉書、部落格、影片、圖像。**
- **口碑：分享文、討論區、知識庫平台。**
- **網上印象：官網、臉書、分享文、圖像、影片。**

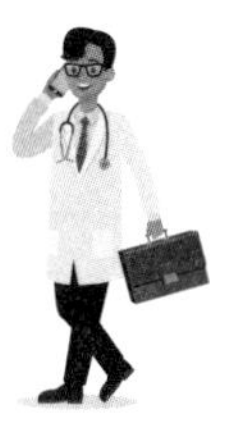

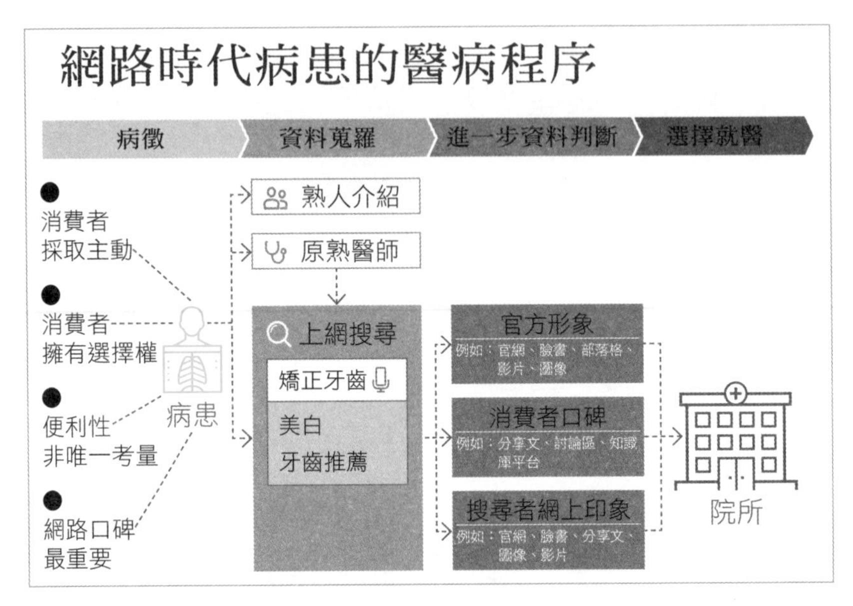

圖 1-6　網路時代病患的醫病程序

＊陌生病患的訪醫行為比例＊

- 即使 15% 尋醫方式由熟人介紹，病患仍會上網搜尋查訪醫師的相關訊息後，再決定選擇就診。
- 從有病徵到確定選擇某診所的患者中，有 46% 直接以上網搜尋決定就醫診所和醫師。
- 從統計上約有 72% 的陌生病患來源從搜尋開始，網路搜尋是新客源的基礎。

針對網路上陌生病患的訪醫行為調查，臺大衛管所也做了類似的研究，針對民眾就醫選擇網路資訊影響調查，其結果如下：

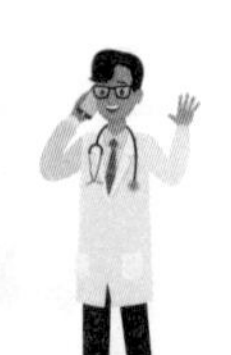

- **72.6% 的民眾認為網上資訊有助於選擇診所及醫師。**
- **69.5% 的民眾在就醫前會先去參考網路提供的資訊。**
- **71% 的民眾平常就醫地點在參考資料上評價不佳時，可能會更換就醫地點。**

從網路調查和學術上的研究，似乎都推論到同樣的結果：網上搜尋除影響初診選擇之外，也會影響未來患者更換就醫地點。

陌生病患的訪醫行為

72% 的陌生新病患從搜尋開始，網路搜尋是新客源的基礎。

根據調查，針對民眾就醫選擇資訊影響：

- 72.6% 的民眾認為網上資訊有助於選擇診所及醫師。
- 69.5% 的民眾在就醫前會先去參考網路提供的資訊。
- 71% 的民眾搜尋診所參考資訊評價不佳時，可能會更換就醫地點。

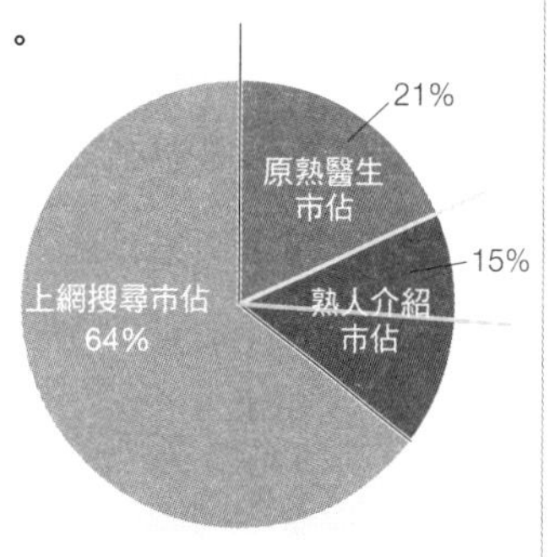

「口碑傳播」是消費者對服務肯定時，最為顯著的表徵！

圖 1-7　陌生病患的訪醫行為

（資料來源：宋欣怡（民 90）。**民眾就醫選擇資訊的潛在需求研究**（未出版之碩士論文）。國立臺灣大學生政策與管理研究所，臺北市。）

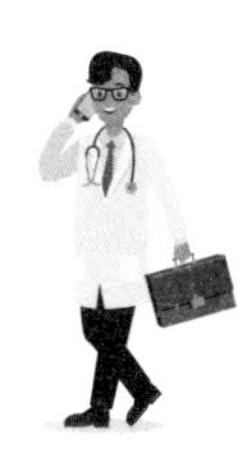

新客源上門的三道關卡，讓病患尋線找到自己

根據陌生病患就醫選擇程序，可以瞭解要讓新客源透過網路資訊找上門，基本上逃不過三道關卡：

第一關卡

搜尋「○○（地區）牙醫推薦」，找得到您嗎？

——找不到您！新客戶流失率 100%。

——找得到您！新客戶流失率可能從 0% ～ 90%，取決於第二關卡。

第二關卡

搜尋「您的診所名稱」，患者會看到什麼內容？

——少數好評！有 25% 的機會取得新客戶。

——多數好評！有 75% 的機會取得新客戶。

——沒有內容！新客戶流失率 100%，客戶會選擇其他診所。

——內容很少！都是黃頁列表，80% 的新客戶會選擇其他診所。

——致命負評！ 98% 的新客戶會選擇其他診所。

——廣告做很大！ 65% 的新客戶會產生醫療疑慮。

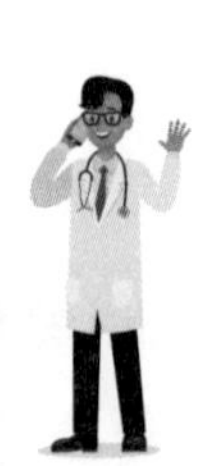

第三關卡

搜尋「醫師名稱」，患者會看到什麼歷史醫療內容？

——少數好評！有 45% 的機會取得新客戶。

——多數好評！有 95% 的機會取得新客戶。

——沒有內容！新客戶流失率 80%，客戶會選擇其他診所。

——致命負評！ 100% 的新客戶會選擇其他診所。

新客源上門的三道關卡，一關比一關更難，讓病患能在網路上找到診所的名稱只是很基礎的第一步，但這還沒有用，因為有可能醫療院所名稱或者醫師大名，落在 Google 搜尋頁面的第 3 頁之後。就上網習慣來看，搜尋結果的第 1 頁前 3 筆資料最多人點入，越後面越少人去看；觀看整體頁面的情況，也是前 3 頁較多人去看，願意翻到第 4 頁的人，幾乎寥寥無幾。

假使一開始，自己的醫療院所名稱進不了 Google 搜尋的前幾頁，網民看不到你，想取得新客戶的機會自然是零了。

進入搜尋前幾頁之後，還要面臨精準搜尋和點入頁面之後的內容。內容好壞評語、多少文圖、在哪裡刊登⋯⋯，還是根本是買廣告來的，都會影響病患對診所和醫師的評價、就醫選擇。

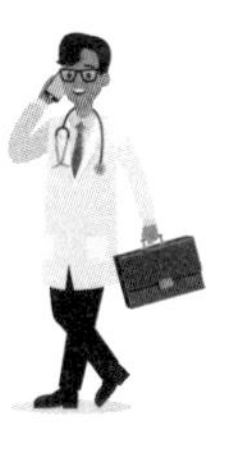

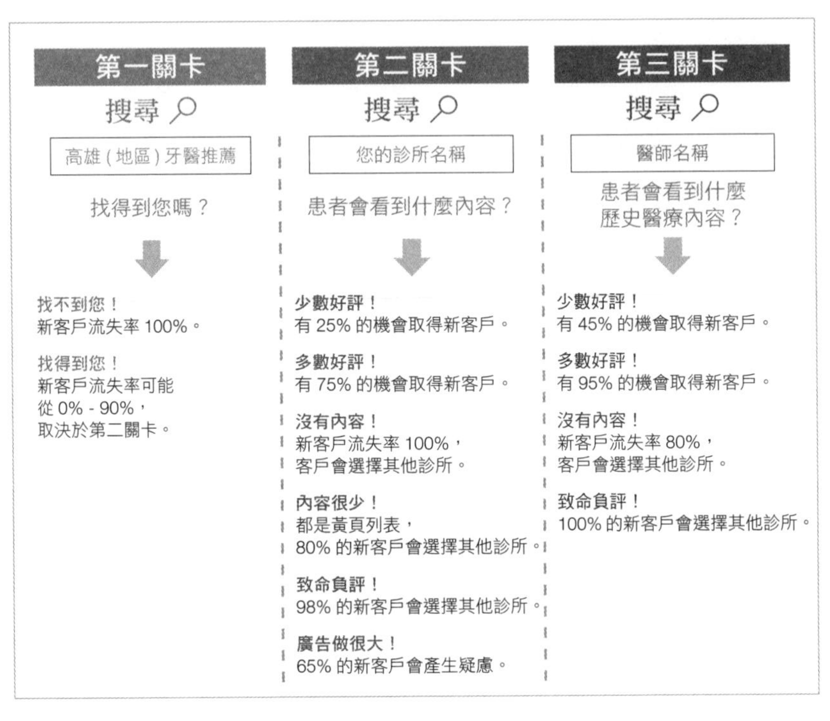

圖 1-8　新客源上門的三道關卡

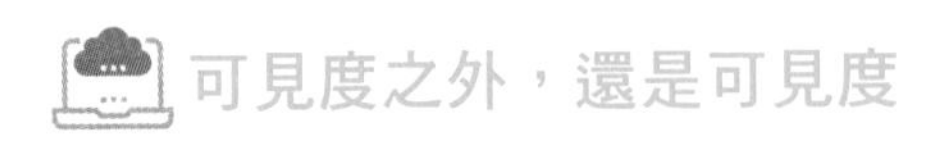

可見度之外，還是可見度

不論是哪種產業，網路行銷就是要協助業者提高網路可見度，而且絕對是保持在好的評價內容。

- **因為可見度可以創造許多想像不到的經營成就感；**

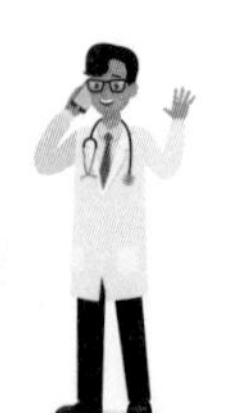

- **因為可見度高，可以增加原區域內的來客數，也就是提高原市場的市占率；**
- **因為可見度高，可以增加城市其他區域的來客數，也就是跨越原本的區域；**
- **因為可見度高，所以生意增加，駐診醫師福利可以提高，人員流動減少；**
- **領先競業同業的榮譽感更是一種不可言喻的暢快。**

很肯定的，在瞭解新客源如何被網路資訊所影響的訊息後，私人醫療機構經營者一定對於網路行銷抱有很大的期望，但追求這些目標時，對於自己是否要親自投入或是委託專業行銷來負責，又是一大困難抉擇。

醫療機構的專業在醫療，診所人員或醫師不該自己投入行銷，以免讓外界對於醫師專業有質疑的空間。既然打開市場需要靠網路，那就把這份工作委託給一個專業的單位或者院所中專責行銷人員去執行。一個好的行銷專業能幫醫療院所在新客源上門的第三關卡創造可信任的名醫報導內容，也幫你在第二關卡創造豐富的被搜尋資訊，使診所在第一關卡爭取搜尋排序的結果，以創造診所的新客率高達 75% 的成功機會。找對專業，就像找到好醫師，會讓私人醫療院所充滿未來生機。

1-4 醫療院所行銷有哪些

由於醫療院所如雨後春筍般開立，醫院面臨更多挑戰與競爭，醫院如何定位自己？採行適當的策略為醫院創造較好的績效表現，必須跳脫以往的思維發展行銷。

首先必須先自我定位及瞭解市場：

{1} 醫院定位	{2} 區隔市場	{3} 顧客服務	{4} 多元發展
健保、自費、特別項目。	專長、設備、醫師特色。	衛教、主動關心、免費停車。	社區醫療院所轉診、代檢、講座、社區活動、免費義診。

再來擬訂行銷策略，醫療行銷範疇很廣：包括媒體廣告、平面廣告、戶外廣告，及網路廣告。相關的廣告形式概括有下面四種：

{1} 媒體廣告	{2} 平面廣告
電台、廣播、報紙。	書籍、雜誌。

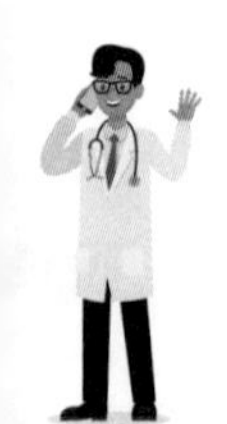

{3}

戶外廣告

招牌、捷運燈箱、
帆布廣告。

{4}

網路廣告

官網、關鍵字、論壇、
FB社群。

各種行銷工具都有其效果，主要是廣度、深度及短期、長期計畫，必須順應內部、外部環境變化調整，以上條件必須兼具。醫療有別於一般產業，醫療非商業行為，故有《醫療法》規範，執行的單位必須兼顧網路生態變化與相關法令的規範，如觸及《醫療法》則會處分、罰款或停業，也因此醫療行銷人才必須兼具行銷專業及醫療知識。好的行銷人員養成需要時間，醫療產業的競爭發展是近幾年的現象，所以行銷人才非常缺乏，也就造成醫療行銷服務上的操作瓶頸，進而產生下面一些現象。

▼ **表 1-4　醫療行銷操作成效與瓶頸**

		費用	問題	成果
A	老闆 自己行銷	行銷費用	1. 時間有限。 2. 網路變化速度快無法跟進。	1. 成果有限。 2. 沒有時效、延誤關鍵發展期。
B	聘僱 行銷人員	薪資 行銷費用	1. 是否專業。 2. 老闆沒時間管理。	1. 成果≠投資金額。 2. 員工管理時間與成本。

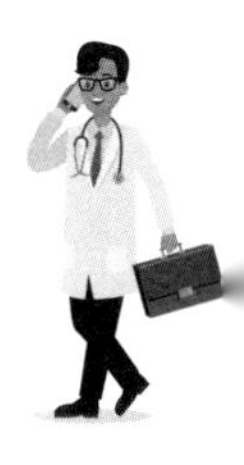

（續上頁表）

		費用	問題	成果
C	外包 行銷公司	行銷費用高	1. 素質參差不齊。 2. 老闆不瞭解專案內容無法溝通。 3. 無法即時在合約結束前達到行銷成效。	1. 觸犯醫療法規、罰款。 2. 負評影響。 3. 不肖業者 PO 文毀謗。

為避免以上種種現象，經營者必須評估自己的時間與預算，選擇適合自己的方式。如果無法培養及管理行銷人員，則建議選擇外包。坊間許多網路行銷公司不擇手段的戰法，多數都會產生意想不到的損傷，所以慎選專業的行銷單位絕對是網路行銷成敗的關鍵因素。

醫療行銷廣告問題，造成困惑與紛擾

困惑一：網路名醫是名醫嗎

很多醫師無奈地提出「網路名醫是名醫嗎？」這樣的抱怨，因為確實有太多醫術精湛的醫師在網路上缺乏讚美與推薦。這個無奈造成的原因其實不難理解，醫療體系與醫師圈子都屬於封閉型的群體，一般病患確實無從打探某科某醫師的背景與醫術的虛實口碑，他們只能依賴網路提供的訊息，這樣的結果未必公平。患者也會問：「為什麼一個名醫雖然救人無數，卻在網路上默默

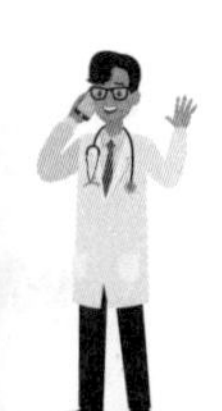

無聞呢？」因為好醫師真的很忙，除了醫人之外，他們沒時間在網路上隨之起舞。

困惑二：醫療糾紛被貼上網

網路帶給醫師的另一個困擾就是個人醫療糾紛的公開化，醫病關係也變得互不信任起來。從偏激的層面來看，醫療產業快要變成一種服務業了，醫病關係更多程度變成了一種對價關係。一些患者稍有不滿就在網路上肆意的抒發情緒，或多或少都影響了醫者父母心的良好形象。當這類醫療糾紛發生的時候，醫師在網路上人單勢孤往往處於弱勢的一方，對醫者的信心、情緒，對診所的經營都造成重大打擊。

困惑三：醫美診所金主化

近年醫美診所躍上全國新聞版面的消息特別多，從罰款、糾紛到起訴判刑定讞的都有，對全國醫美產業形象造成了巨大衝擊。這一切都從龐大的民間資金投資醫美事業開始，衍生出醫美診所經營被股東化、醫美行為被商品化、各類醫師醫美執業的擴大化、醫美療程的價格戰爭、醫美科技設備的操作簡化等等誘因，造成醫美產業的大混亂時代來臨。臺灣女性愛美的天性使然，既然人人都願意縫縫補補，市場供需也會滿足這樣的需求。多金、醜聞、糾紛像烏雲蓋頂一般壟罩在全國醫美產業的頭頂，

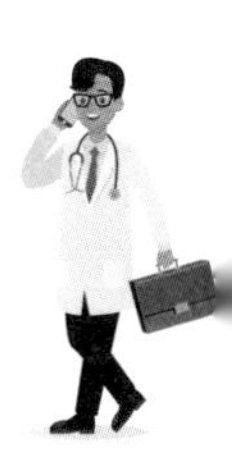

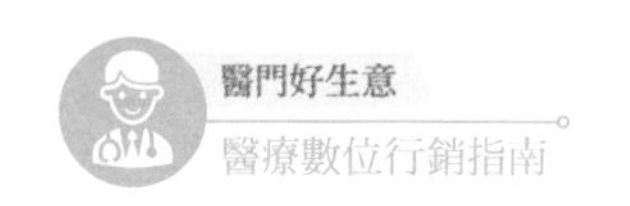

路不會走，車不會倒退嚕，有概念的醫美經營人試圖挽救診所形象，便成了共同的課題。

 私人醫療機構行銷目標和困難點

私人醫療機構的行銷工作，不只是協助醫療機構掌握較好的行銷機會，同時能幫助醫療機構釐清特定目標市場的需要，發展適當的服務價格、通路和廣告策略，有效打入目標市場。目標行銷訴求醫療服務提供者不是散彈槍的方式，而是以來福槍的方式，集中行銷力量來爭取新的患者群體；在激烈的醫療市場競爭中，以網路行銷取得市場的優勢實是最有效的途徑。但醫療經營者對於數位行銷的目標期望，與實際執行行銷的過程和結果，往往會發現說與做之間有很大的落差。

私人醫療機構經營者對數位行銷成效的期望應該是：

{1}	{2}	{3}
希望「地區網路搜尋」中的「可見度」可以超過同業。	希望「城市網路搜尋」中的「可見度」可以超過同業。	可以創造「經營者醫師個人」網路報導篇幅。

只要在網路「Google 大神」上隨便搜尋，網頁馬上秀出一長串、好幾頁的相關訊息，尤其以首頁前面第 1、2 筆，或者排在

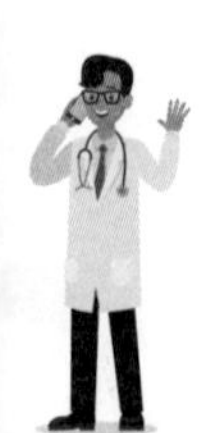

前頭的明顯廣告。要達到經營者的期望，看起來很簡單，裡面其實「眉角」很多，若是要診所人員自己去操作，是有一些困難的。

醫療服務經營者的行銷困難點：

{1}

都想網路經營，但是自己本身沒有時間經營。

{2}

想聘用行銷人員，卻又不夠專業，成效不彰。

{3}

市場上專業的網路行銷公關人員難尋。

{4}

真要委託高端的網路行銷公司，卻又沒有辦法負擔百萬的廣告費用，低端的行銷公司專業令人質疑。

私人醫療機構其實不必置外於網路，畢竟網路是目前對公眾溝通最有效、經濟而且最即時的媒體。網路能載舟也能覆舟，絕不是模仿餐廳、旅館、銷貨業者發傳單、猛打折扣戰、不斷發聲就會有效的。醫療機構的網路行銷是非常專業的類別，執行的單位必須兼顧網路生態變化與相關法令的規範。

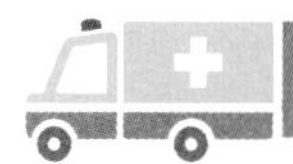

＊再次提醒＊

依賴一般網路行銷公司不擇手段的戰法，多數都會產生意想不到的損傷，若想將網路行銷委託出去，慎選專業的行銷單位絕對是網路行銷成敗的關鍵因素。

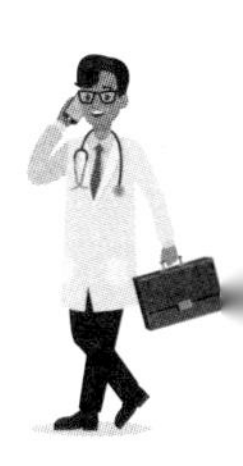

開間診所就能自然吸引病患的時代已經結束，不懂得行銷自己，再專業也是枉然。然而，過猶不及也不好，開始行銷前必須先搞懂：醫療院所行銷存在哪些禁忌，又能利用哪些工具優化效益！

CHAPTER 2

行銷前，先搞懂醫療行銷的禁忌及工具

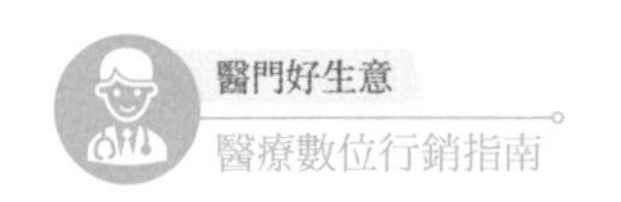

2-1 醫療法規與常見風險

醫療行銷所使用的工具與一般商業行銷並無差異，但不同於一般商家推廣，醫療機構、診所囿於涉及醫療專業，在行銷設計和執行時，即受到相當多法規限制。如果沒有先釐清醫療法規與行銷常見風險，很可能在未獲利前就會收到違規通知，不但要繳上罰款，甚至也會因此引發品牌社群危機，瞬間成為「鄉民」的攻擊目標，得不償失。

比起一般商業機構，診所因為涉及了醫療行為或醫藥類商品，不僅行銷工具應用的選擇上諸多條件需要考慮，連廣告推廣都有相當多內容限制。

醫療主管單位不時都會盯著各種醫療廣告或行銷的露出，特別是醫療行銷有相當高比例都是建立於觸及療程需求，只要動手搜搜關鍵字就能找到診所行銷訊息，更讓醫療院所連官網明列資訊都要格外注意，以避免意外觸法。其他包含 Google AdWords、Facebook 等數位廣告及粉絲專頁、LINE@ 上所張貼的動態消息，這些都適用醫療廣告法規範圍，不可免除關注之外，民國 103 年 12 月衛福部就曾經直接發布公文，要求醫療院所不得經營如 LINE@、WeChat 等非公開社群工具，消息一出，讓許多診所放棄已經營許久的各項社群平台，只怕惹禍上身、賠了夫人又折兵。

醫療產業在廣告行銷背後隱藏極大的風險，對人單勢薄的私人診所來說，有時不但不是一種報酬率相當好的投資，更可能一個不注意就被請到衛生局喝杯價格不菲的咖啡。特別是網路行銷，因為傳遞速度與範圍比起一般的傳統媒體要來得快速、廣泛，更增加了被檢舉的可能。

但是否就表示：醫療院所需要因為醫療法規的風險，而盡量避免嘗試透過網路增加自己接觸消費者的機會呢？原則上，無論是傳統行銷還是網路行銷，其基礎的概念都相同，唯一的差別只是在於工具及媒體的轉換，大可不用因網路行銷的特性和廣告風險而因噎廢食。

針對醫療院所的廣告行銷規範，衛福部醫事司已在《醫療法》第 61 條、第 85 條、第 86 條及《醫療法施行細則》第 59 條做了明確的說明，相關說明如下表 2-1 所示：

▼ 表 2-1　醫療院所廣告可刊登之項目

廣告得列項目	1. 醫療機構之名稱、開業執照字號、地址、電話及交通路線。 2. 醫師之姓名、性別、學歷、經歷及其醫師、專科醫師證書字號。 3. 全民健康保險及其他非商業性保險之特約醫院、診所字樣。 4. 開業、歇業、停業、復業、遷移及其年、月、日。 5. 疾病名稱。 6. 診療項目。 7. 檢查及檢驗項目、醫療儀器及經完成人體試驗之醫療技術。 8. 醫療費用。 9. 其他經中央主管機關公告容許登載或播放事項。

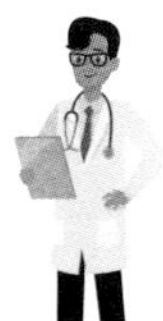

（續上頁表）

廣告不得列項目	1. 未具專科資格不得懸掛專科名稱。 2. 誇大醫療效能，或類似聳動用語方式之宣傳。 3. 強調最高級及排名等敘述性名詞或類似聳動用語之宣傳。 4. 無法積極證明廣告內容為真實之宣傳。 5. 自體脂肪幹細胞、PRP 自體回春、間質脂肪細胞分離（SVF）、精蟲分離術、胎兒性別鑑定、SRY 性別診斷、胎兒性別母血篩檢。 6. 公開宣稱就醫即贈送各種形式之禮品、折扣、彩券、健康禮券、醫療服務，或於醫療機構慶祝活動贈送免費兌換券、優惠付款方式等情形。 7. 中央主管機關公告禁止之不正當方法為宣傳，招攬病人。
不得以右列方式為之	1. 假借他人名義為宣傳。 2. 利用出售或贈與醫療刊物為宣傳。 3. 以公開祖傳祕方或公開答問為宣傳。 4. 摘錄醫學刊物內容為宣傳。 5. 藉採訪或報導為宣傳。 6. 與違反前條規定內容之廣告聯合或並排為宣傳。 7. 以其他不正當方式為宣傳。

（法規依據：衛生福利部醫事司《醫療法》。表格由作者整理，所揭示內容及詳情將視中央法令規範調整，如有異動，依衛生福利部公布為準。）

原則上，只要掌握規範，無論在廣告刊登或網路平台的行銷操作，都不會產生違反規定的問題。關鍵就在於：醫療機構是不是使用了正確的觀念在行銷？只要觀念正確，不論在內容的披露，或者發布者的各種立場，《醫療法》並不會造成行銷上的為難。

以被限制進行的LINE、微信行銷來說，可能在傳遞分享的過程中，多數會有涉及「假借他人名義宣傳」的疑慮，同時還有可能因為來源無法追溯，無法對違法的廣告內容進行裁罰，因而讓部分不良的行銷業者、診所行銷人員誤以為可以鑽法令漏洞。

除了錯誤的行銷方法跟工具應用匹配失誤，醫療院所在行銷專業的思維上，所存在的最大障礙，最常見的就是診所經營者本身對於行銷的觀念錯誤，有時為了想學習商業行銷搶話題曝光，結果卻造成自己和診所暴露於風險跟爭議中。

風險一：用暗黑行銷法搶流量，可能落入道德爭議

市場上有所謂的暗黑行銷法，就是利用一些較為「偏門」方法，來提高自身品牌聲量或是達到影片在平台觸及與流量。之所以稱其為暗黑行銷法，並非是因為這些方法是透過違法行為來執行，而是這些執行方式，本身與傳統的「品牌行銷」思維背道而馳。

暗黑行銷法簡言之就是在行銷的架構當中，完全拋棄任何品牌元素，也不談論產品跟服務，僅以「追求最大量化」的聲量跟流量為目標。這類行銷方式會藉由「爭議」的存在來增加聲量，並透過負面的謾罵強化聲量擴散的可能性。

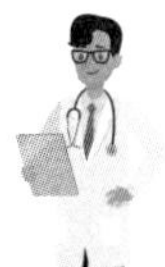

例如：坊間有些診所，其醫療服務比重或是在市場口碑較低於一般診所，民眾會在一些廣告和媒體上，看到他們嘗試透過花邊新聞、新聞媒體或名人加持，產生大量品牌擴散效益；或以裸露、美女為主軸的整形醫院廣告文宣，都屬此範疇。

如上所述的行銷方法，企圖透過品牌聲量爆發性成長，快速累積出對品牌產生熟悉印象的消費者。然而，一般來說暗黑行銷法的效益，大多都只是停留於「被知道」這一項「KPI」粗淺的認知上。倘若暗黑行銷法是運用在一般商品的銷售上，有可能透過受眾量體的加大，進而增加消費者訂單。但用在醫療行銷操作，則更該注意當中「負面聲量」之產生，需要評估是否可能讓診所陷入不利的局面，反而成為潛在的品牌危機，讓其他競業者有機會大做文章。

身為一名醫療院所的行銷人員或主理人，對暗黑行銷法應有清楚的認知前提：自己所行銷的是穿著白袍的醫師時，是否適合跟一般品牌一樣，讓暗黑行銷法染黑了自己的專業？

假使負責診所行銷的人員，曾嘗試從消費者角度來思考：當你有美容或整形需求的時候，會尋找那些曾經上過新聞版面、或是不時會物化女性的診所求診嗎？如果上述的答案是否定，那麼就該讓你的醫療行銷，避開這類踩在爭議紅線上的病毒行銷方法。

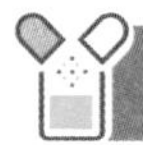

＊暗黑行銷風險認識＊

醫療行銷須避開充滿爭議的暗黑行銷法，透過這些爭議話題取得獲利，該收益事實上也建立在「風險」之上。

舉凡販售一般商品，在確保品牌產品和服務的前提下，都可能因為錯誤的行銷方法，讓消費者的期待，轉變為一宗宗客訴案件，遑論醫療服務比起一般商業行為更充滿不確定性，有時產生醫療糾紛，並非醫療產品或服務本身所造成，若醫療院所曾透過爭議性的方式進行暗黑行銷法，凡走過必留下記錄，除了過去行為可能擴大成品牌危機之外，那些受話題吸引而來的病患，終將因缺乏基礎的信任，讓一些小問題被放大檢視，結果演變成醫療糾紛。

風險二：跟錯議題搶話題，可能讓診所誤踩線

議題操作是醫療院所進行診所行銷時，相當重要的環節，且屬於使用較頻繁的方式，議題操作類似媒體廣告操作中的廣編，即除了一般廣告欄位外，還有一種以內容為主的廣告刊登模式。因為主要是以內容陳述，容易讓人與一般文章資訊混淆，不易察覺本質就是廣告刊登的做法，就醫療行銷特性來說，議題操作更有可能為醫療院所帶來效益。因此，目前網路行銷部分業者在規

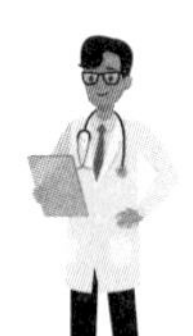

劃醫療院所行銷時，也會將撰寫議題內容，列為重要的選項之一推薦給診所。

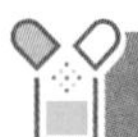

＊正確的議題內容行銷的優點＊

1. 可以更有效傳遞醫療院所在產品及服務上的優勢。
2. 在撰寫議題內容時可透過有效的關鍵字導入，進一步捕捉到已有顯著需求的潛在病患，使其更有效地轉換到院進行療程或醫療服務。

針對醫療院所究竟應該操作哪些議題，才能真正帶來效益？相當多時候，即使是行銷人員也會將「議題」（Issue）跟「話題」（Idea）給混淆，這是許多私人診所在進行內容式診所行銷時容易犯的錯誤。網路行銷非常強調需要有「話題」才能引起消費者的注意，但如果能有「議題」，則更能引起目標消費群的共鳴。

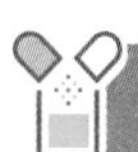

＊「議題」跟「話題」的差別＊

1. 話題屬於短期、一次性為引起興趣而發起的宣傳內容。
2. 議題則更關注在目標消費者的內心需求，因此可觸動消費者更廣泛的討論和散播，引發所謂的「消費者洞見」。

在現有許多已經曝光的醫療廣告中，我們可以看到許多醫美診所會不斷藉由對失敗案例的包裝，來強化自身服務的優勢；或者是以一些效果特別顯著之案例來做廣告素材。上述操作方式其實都已經與醫療法規限制：「不得列」、「無法證明成效」或「無法證明對每位病患都有相同成效而有廣告不實爭議」等相牴觸。或許這些「議題」的包裝被認為具有相當話題，但從病患的角度來看，是否真的能夠提升該診所在他們心目中的專業地位呢？其效果令人質疑。

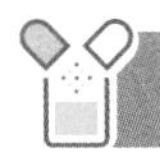

＊議題的效益＊

除了要能夠有效轉換出消費外，是不是能產生有效的擴散，帶來免費的品牌聲量提升，更是醫療院所在進行議題操作的時候，需要加以思考的層面，也就是上述提到的「消費者洞見」觀點。

正確的議題操作，應該從受眾鎖定、品牌擴散跟信任打造三個方向來評估行銷效益，並依據不同的內容平台特性來加以思考，主要目的無非都是在「打動目標消費者（病患）」，用共鳴來牽動效益。

風險三：誤信行銷法寶，可能讓診所品牌蒙灰

看中網路行銷的話題性，部分行銷公司會利用一些免費平台服務，推出各式各樣的「行銷法寶」來吸引亟需觸及病患的診所使用，其中最受到中小企業歡迎的，要屬「LINE 行銷」及「微信行銷」了。

順應各種 LINE 行銷所創造出來的成功話題，號稱更加優惠、更直接觸及消費者，你是不是就正在使用呢？如果是，你必須認清的是：在預期效益可能被誇大的背後，你正誤觸品牌行銷及法令的大禁忌。

這類號稱搶搭網路話題的行銷法寶，實際上的做法只是提供一個已經加入許多好友的「一般」LINE 帳號。對於這些名單裡的網友來說，你其實不是在對他們行銷，而是在傳垃圾訊息。我們並不質疑這個方法也許因此產生了訂單，但造成的品牌損害，可能弊大於利。關於 LINE 行銷的正確用法，在第六章還有更詳細的說明。

身為醫療院所，更應該思考如何創造出讓人信任的品牌。比起對名單來源有存疑的垃圾訊息，透過正確的網路平台操作，讓大家對你的專業信服，不走看似高效益的偏門，這才是醫療行銷該有的正道！

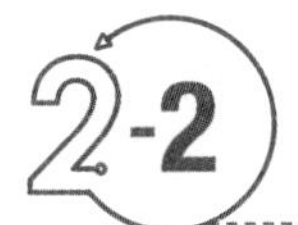

2-2 醫療行銷停看聽：行銷前需要知道的事

身體的疾病需要及早發現並且治療，企業公司的網路行銷架構當然也是如此。醫學專業但不懂網路行銷？沒關係，讓我們帶領你透過簡單的方式，為自己的網路行銷把脈聽診，看看你的醫療行銷是否已經到了需要「急診」的情況？

醫療院所無法「嘗鮮」，沒有開業吸引力

我們現在所處的環境，數位資訊普及，市場上只要還是以消費者為主的任何一個產業，幾乎不可忽略數位行銷對業績成長可能帶來的幫助，即使是如醫療院所這種技術與知識亟專精的產業也是如此。對於網路行銷存在過度美好幻想，是非常有可能讓經營者失望的，尤其是像私人診所這類與一般商業模式有所差異的業別。若當你準備於診所開業過程中導入數位工具或方法，應先釐清自己的需求，以診所行銷的成本及回收效益為重要的衡量條件。

當我們進一步去分析目前市場上多數診所類型，捫心自問，實際上每一間診所真的都需要行銷嗎？我的診所也是置身事外嗎？讓更多人認識自己，當然是一種必要，特別是私人診所這類實體經營、大多挑選一樓店面的營業類種而言，當每天都有固定

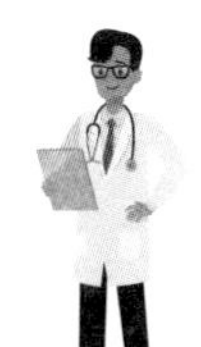

的成本支出時，讓門診營運日復一日的持續維持住就是根本的經營思維。

過去，相當多的醫師都認為，做醫療服務只要開間醫院，有一、兩個診間，開張之後自然會有病人前來就診，然而事實上真的有想像中那麼簡單嗎？

在今日市場飽和度越來越高的情況下，隨著診所開業的數量越來越多，不難發現一個現象：一個社區生活圈中走上瞧瞧，一路上可能就有著好幾家內、小兒科診所，牙科及眼科診所的密度也逐漸增加。

如果是一家餐廳，甫開業可能還能吸引周邊的區域客來嘗鮮，但可沒有任何病患會拿生病就醫這種事來嘗試。因此，即便販售的是專業的醫療服務，執業醫師也該懂得進行診所行銷，從基礎的營運當中，逐漸累積出自己盡可能的獲益。

關於診所開業的數位行銷思維，你所悉多少？又是否真的理解？對於正籌劃開業的你，我們建議：若是想從網路行銷找出自己的獲利基礎，在開業前就該學會並規劃好屬於你的行銷架構。

醫療行銷評估一：從實際的需求，抓出傳統與數位行銷的比例

今日多數人對於數位行銷最大誤會，就是太過放大其所能帶來的效益，或者行銷公司為了搶業務常過於誇大他們的能耐。

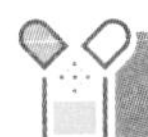

＊對行銷結果需要的檢驗＊

1. 是否真的只要導入網路行銷，就能讓自己的業績和進客量達到顯著成長？
2. 有沒有可能這些成長只是因為受眾分母提高所產生的「假性成長」，而並非因為數位行銷帶來的轉換行銷成長？

醫療院所屬於特定服務類別的行業，所考量的市場行銷條件比一般行業複雜，單就診所提供的醫療服務來說，診所是否具備吸引病患從其他區域特地造訪就醫可能？若非執業醫師具有顯著的市場口碑，或者醫院本身提供具有獨特優勢的醫療服務，否則過度將經費投入在數位行銷中，可能只是讓診所的行銷成本花在接觸無效的受眾上。

身為一個醫師，即便不具備行銷方面的專才，在診所開業後也算是個經營者，去瞭解自己所提供的服務及市場的受眾習性，算是一種基礎認識。若真有心要投入診所行銷，先把自己的診所

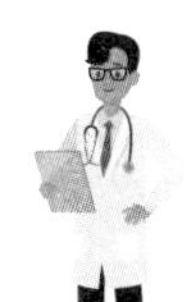

優勢提煉出來，清楚拿捏傳統行銷跟數位行銷投放的比例，接下來才針對自己營利的類型利基評估，如此預算投入才會精準，不會白忙一場還徒勞無功。

▼ **表 2-2**　行銷評估需求

實際需求		營利類型	
傳統	數位	投入	營收
■ 社區型診所／跨區病患 ■ 一般／特殊專項診療 ■ 醫療、人員、服務優勢		醫療服務內容收費的獲利性／一般與自費項目服務成本	

醫療行銷評估二：從營利的類型，思考自己應該投入多少經費

「應該投入多少行銷預算才算足夠？」

診所開業的醫師們，思考這個問題之前，可以從診所所提供的醫療服務內容著手計算：**未來診所營運時，在營收上健保療程跟自費療程的比例分別有多少？**

如果自己經營診所，或是想自行開業的醫師都明白一點，一家醫療院所多半都具有幾項病患需要自費才能進行的療程、檢查或是針劑、藥物購買，也有可能這些正是診所平衡支出的項目。不過，這些自費項目的比例實際占診所所有療程多少？這是醫療

院所的經營者要先思考的，當清楚這項收入在診所收益的比例時，自然就明白該投入多少行銷預算。

「只要有成本投入的行銷，都必須以取得相對獲利做為思考」，經營一門生意的出發點其實很簡單，經營診所道理亦同。當診所在進行行銷時，想清楚單位投入可以換回多少獲利，「過少」或「過多」的行銷，都足以危害到診所的獲利。

醫療行銷診斷一：如果網路行銷架構缺少官網，不能輕忽

或許你曾聽過這麼一種行銷說法：「現在大家都在滑手機、上臉書，有粉絲專頁就不需要架網站！」如果你相信這些行銷專家的話，那麼務必請你再進一步想一想：你的粉絲專頁是不是能有效傳遞資訊給患者？

以多數民眾產生醫療需求後的搜尋行為來評斷，Facebook 的粉絲專頁的確針對診所（專頁）名稱具有搜尋的效果，因同時結合了 Google Map 登錄資訊方便連結，但 Facebook 提供方便且免費平台的同時，卻沒有提供相當完善的資料彙整機制。

對比一下，如果你是病患，會覺得以下哪一家診所比較貼心呢？

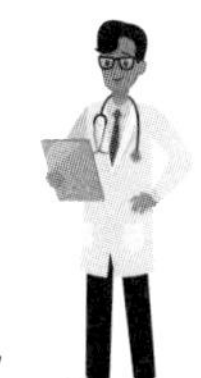

1. 一個將診所環境、醫師經歷、醫療項目都清楚彙整的官網。
2. 將資料通通打散或以相簿呈現，想找個醫師資訊不但要滑來找去，查詢者還要不斷點擊拉放的粉絲專頁。

身為以救人、助人為天職的醫師，如果在這方面可以再多為病患著想，又能多爭取一位病患上門，何樂不為呢？想做好網路行銷，就該好好面對自己診所的官方網站。在這動指頭搜尋做生意的年代，醫療院所不能免於外，網路行銷基礎致勝關鍵正是**搜尋引擎行銷**，當你連官網都沒有時，想要讓需求者「搜」出你診所的真正內涵將大打折扣！

醫療行銷診斷二：缺少行動友善的平台，終將失去優勢

在行動網路已融入多數人生活，即使是高齡民眾也已經只用手機、平板上網的今日，當診所準備做網路行銷，下頁列的三個趨勢一定要先認清！

面對行動優先的網路潮流，診所想透過官網進行網路行銷，就需要一個「行動友善」的官方網站！

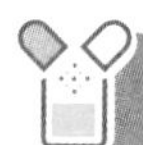

網路社交趨勢

1. 智慧型手機、平板普及，人手一機滑世代來臨。
2. LINE 取代簡訊及電腦通訊軟體，成為親友間聯繫的管道。
3. 兼具資訊和社交功能的 Facebook，占據了臺灣人上網的多數時間。

以行動上網為優先思考官網，必須具備以下的條件：

- **首先，診所的官網不能存在 Flash**，甚至以 Flash 為主要的設計架構。在 iOS 及 Android 等行動系統都將 Flash 拒於門外的今日，一個用 Flash 設計的官網，對手機上網族群來說，只會得到一個無法瀏覽的誤會。
- 除了修改掉所有 Flash 應用外，官網還必須擁有符合行動裝置瀏覽效果的「行動介面」，也就是坊間所談的「手機網站」。

對於多數已經建置 5 年以上的官方網站來說，多半都不具備行動瀏覽介面，那麼是否表示這些官網都必須砍掉重練呢？這必須進一步來討論，考量自己診所規模和經營的深度來決定，下頁表格可供參考。

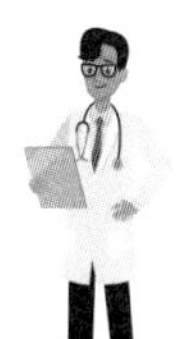

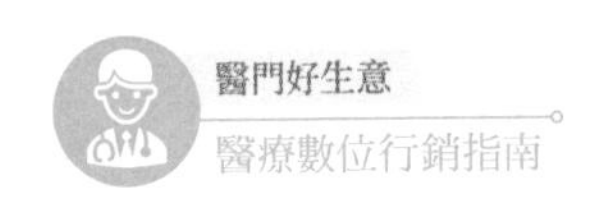

▼ 表 2-3　現有行動網站比較說明

行銷需求	行動網站規格	行動網站說明
基本	無需製作 或 靜態手機網站	「重新」設計一個版面大小符合行動介面的「偽」手機網站，就成本而言最節省，但是未來網站新增的任何資訊都無法同步更新，甚至隨著使用裝置螢幕大小的不同，瀏覽上也容易出問題。
標準	動態手機網站	透過切版的方式製作兩種前台版型，串聯網站的後台功能元件，藉由辨識來源裝置顯示不同的網站版本。動態手機網站可完成後台資訊的串聯，但面對裝置尺寸瞬息萬變的時代，還是可能產生瀏覽上的問題。
深化	響應式網站設計	網站採用響應式網站設計（RWD）建立，網站會自動依據不同瀏覽裝置，顯示不一樣的版型呈現，是最合乎目前數位趨勢的一種執行方式。特別是網域相同，可以有效累積網域的權重。

2-3 醫療行銷需要的工具及應用模式

高度市場競爭問題，已經不單單存在於一般商業行銷，找個住宅區周邊開家診所營業，期盼自然有病患上門的時代已經終結。談醫療行銷，究竟又是行銷些什麼？開始投入時間、金錢行銷診所前，先搞懂才不會走冤枉路！

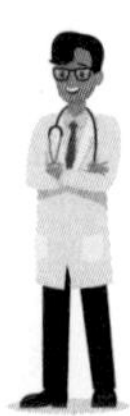

醫療行銷第一步：先搞懂為什麼要行銷

身為業內人士的醫師們，是否都瞭解臺灣目前的醫療院所市場現況呢？以表 2-4 中央健康保險署所釋出的資料來看，民國 107 年 1 月特約西醫診所就有上萬家，中醫診所及牙醫診所也分別有 3,839 及 6,791 家。

在西醫診所當中，診所科別包含了目前相當熱門的醫學美容、皮膚科診所，除此之外在這些基本的醫療領域之內，還包含與醫療息息相關的醫檢單位、精神復健診所，以及助產中心等單位存在。

▼ 表 2-4　全民健保特約門診醫事服務機構所數

（單位：機構數）

	總計	西醫醫院	西醫診所	中醫醫院	中醫診所	牙醫診所
特約醫療院所數	20,453	478	11,499	5	3,839	6,791

（資料來源：衛生福利部中央健康保險署，資料時間：民國 107 年 1 月。）

多數的診所為了營運考量，會選擇在人口聚集的地方執業，好幾家內兒科、牙醫及皮膚科診所在同一個生活聚落區域中開業，也實屬正常的現象，但在如此競爭的情況下，該如何讓自己的診所不成為同區業者當中弱勢的「那一家」？

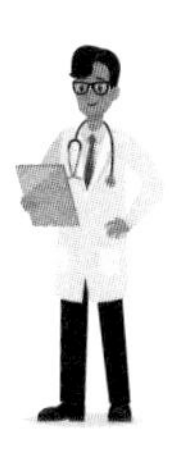

這就是醫療院所為何會有經營危機意識，以及必須做行銷的原因所在。幸好，任何口碑及名聲，都可以透過行銷逐漸累積出來。現在的病患，除非是治療鼻涕、咳嗽這類小感冒，否則幾乎人人在就醫前，都會先透過網路搜尋口碑，尋找評價較好的診所及醫師。面對這個「Google it ！」的醫療趨勢，你的診所究竟是處於優勢？還是劣勢？有沒有做好數位行銷立判高下。

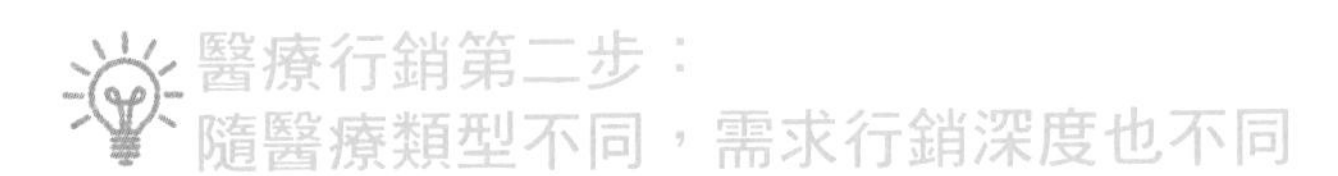

醫療行銷第二步：隨醫療類型不同，需求行銷深度也不同

是不是所有私人醫療院所都有網路行銷的必要性？

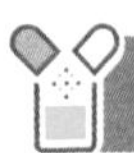

＊思考角度＊

以目前行動網路普及的情況來看，只要你有在「營業」，都要有「必須」與網路適度連結的認知。

同樣是開診所當醫師，隨著從事的醫療類型不同，需要切入的網路行銷深度也會有所差異。判斷指標可參考下頁圖 2-1 所示之網路行銷比重規劃。

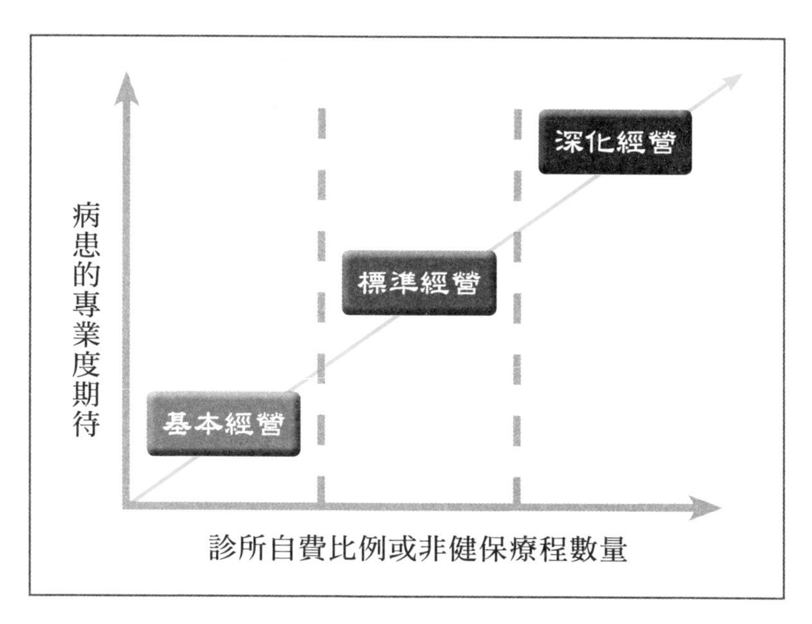

圖 2-1　私人診所網路行銷規劃比例示意圖

評估一家醫療院所的網路行銷究竟該做得多深入？

＊經營者或是行銷負責人可依循最根本的方向＊

1. 先從「病患的期待」跟「診所自費項目」兩項指標進行參考。
2. 再針對基本經營、標準經營跟深化經營三個項目來制訂。

依據現有的醫療及相關診所、營業單位，本書將各種不同醫護單位所需要的行銷基礎區分，大致分類成下頁表 2-5 供參考。

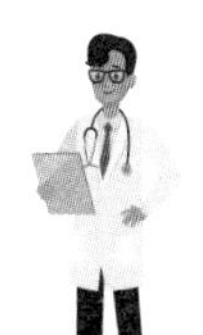

▼ 表 2-5　醫療院所網路行銷規劃需求分類

行銷規劃	醫療院所種類
基本經營	一般綜合內科、耳鼻喉科、泌尿科、健保特約藥局、醫事放射機構。
標準經營	小兒科診所、眼科、皮膚科、中醫、家醫科、復健科、骨科、神經科、呼吸照護中心、助產所、醫事檢驗機構。
深化經營	醫學美容、整形外科、牙醫、身心科、婦產科、月子中心、居家照護機構、寵物醫院。

上述分類評估的條件，是以診所能提供的非健保負擔之自費醫療服務有多少種，其收入占總營收多少比例。如果每個月自費療程的病患數有相當數量，甚至與健保病患有相當比例時，透過網路進行診所及醫師品牌行銷的需求便必須提高。

另外一項影響因素則是「病患的專業度期待」，這個因素必須同地區診所密度一起思考。目前醫療市場最常見的私人診所類型為一般綜合內科、耳鼻喉科等，患者對這類診所普遍的認知，就是看看感冒和輕度的不適症狀，「殺雞焉用牛刀」不會特意尋找「有名的」或「厲害的」醫師，因此，多數人通常都會挑選住家或公司鄰近醫院就診。

這當中也有例外，如小兒科診所，在少子化社會現況下，對小孩都極度重視的父母，有時帶孩子就診時，追求評價好的醫師或診所，會遠重於方便性。其他如骨科、眼科、皮膚科、中醫診所，由於診所密度不如一般內科來得多，大多數的人都必須至活動區域外看診，通常尋找醫院過程中，自然也會接觸網路資訊，如果屬於這些類別的醫院，是否還不把網路行銷當一回事？

醫療行銷第三步：認清你需要什麼樣的網路行銷服務

前面多次提到即使網路行銷已逐漸成為累積知名度、匯集人流的重要方法，經營者仍須認清：網路行銷不代表多多益善就是財源滾滾，切中需要才是關鍵。當診所透過「病患專業度期待」跟「診所自費項目」兩項分析，知道自己需求的行銷深度為何後，下一步驟就是針對行銷深度進行相關行銷工作，圖 2-2 所列的項目，是不同行銷深度對應該執行的行銷內容的基本參考指標：

深化經營
社群平台經營
專家（部落客）行銷操作、口碑行銷操作
Facebook 廣告、聯播網廣告購買
標準經營
官方部落格經營
官網、部落格之 SEO 優化經營
關鍵字廣告購買
診所官方網站建立
Google 店家資料登錄
醫療資訊網資料登錄

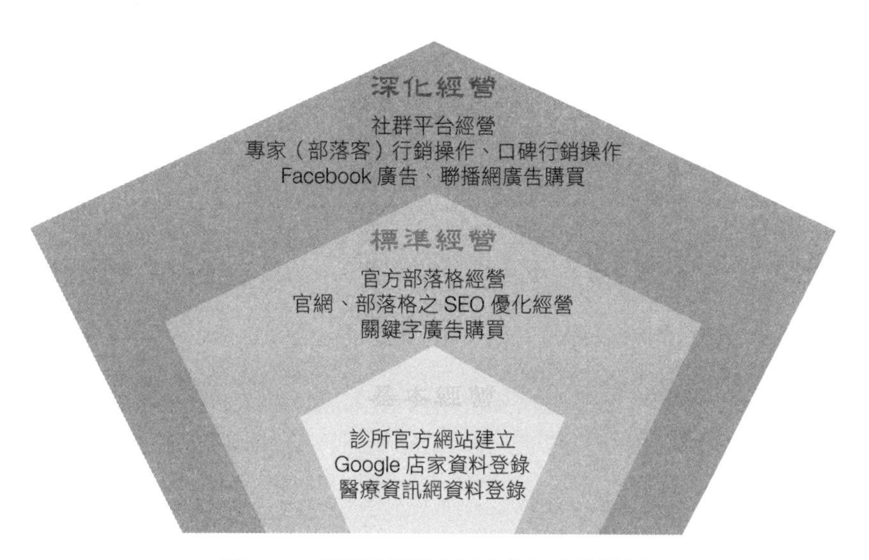

圖 2-2　各種行銷深度需求執行項目規劃

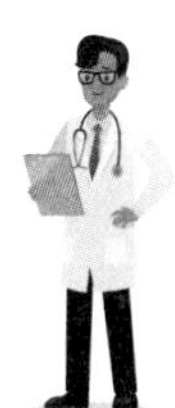

從圖 2-2 的概念來說，當你所需要涉入的行銷深度越高，需要執行的工作也就越多，「深化經營」必須同時進行「標準經營」及「基本經營」的項目，每一層次的行銷都是累加的關係，不要想一次跳躍。

如果你看得夠仔細，不難發現三種行銷規劃是循序漸進式的，主要從被動的讓病患透過網路找到診所資訊，到主動向有醫療需求的人進行專業推廣，最後才是透過深化的行銷操作。從平時就累積自己的專業口碑，讓病患自動聞名而來，達到名氣、獲利皆收的雙贏局面。

上述規劃主要是針對病患的就醫習慣進行思考規劃而成，應如何執行或該不該執行，除了依據診所的開業情況及類別思考外，更要考慮到是不是自有人力或經費進行。

私人醫療機構行銷到底行不行？
你是不是準備好，也想清楚如何進行了呢？

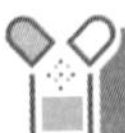

＊再次問問自己＊

1. 為什麼需要做？
2. 診所需要哪類的行銷？
3. 行銷內容該有什麼作為？

醫療行銷最終目標：不行銷也有生意上門

醫療行銷成功與否的關鍵，其實不在於診所是否可以在醫療服務或是商業模式上領先其他同業，而該取決於是不是可以透過行銷過程，獲得更多死忠的關注。

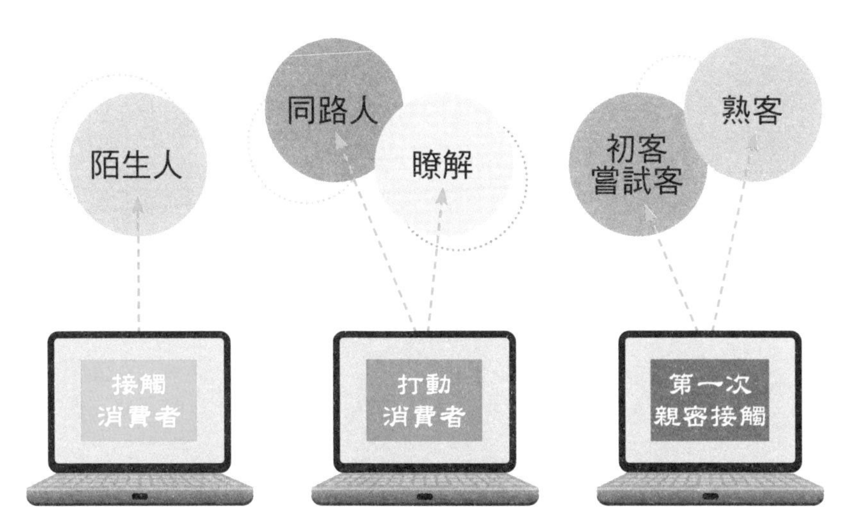

圖 2-3 不同步驟的行銷，接觸的消費者也不盡相同

一個行銷模式促成銷售的過程：從陌生到熟悉，你可參考下頁表 2-6 的行銷三部曲瞭解各階段對象需要操作的項目。在醫療院所的行銷中，更需要明白如何讓初客跟嘗試客有效被你的專業所虜獲，除了成為熟客，還能進一步為你介紹更多的客人的意義。而在社群時代，診所更能透過正確的經營，帶來累加的效益。

行銷三部曲驅動的關鍵：如何有效地讓更多人認識診所和醫師，並進一步加深對診所的印象。而社群行銷是一個結合了「**口碑行銷**」、「**病毒行銷**」及「**信任行銷**」的最佳工具。

想有效發揮社群行銷的效益，診所該有的正確思維就是：要大家別進醫院，卻能讓網友甘心進你的醫院。

行銷三部曲應該如何執行？基本的方法如下表 2-6 所示。

▼ **表 2-6　從陌生到熟悉的網路行銷三部曲**

行銷階段	消費者心態	行銷操作項目
接觸消費者	好奇陌生	透過廣告增加初期的曝光率，同時於平時提供與醫療服務相關的健康資訊及趣味冷知識，增加網友分享資訊，善用粉絲的社群連結，提高曝光機會。
打動消費者	逐漸信任	曝光醫師、醫療團隊的專業經歷、產業的醫療資訊，提供如在家就能執行的居家健康建議，針對已經對品牌具基本熟悉的網友，提高他們對品牌的信任。
獲得消費者	信任專業	分享診所的醫療案例、病患故事，讓本身有需求的人提高前往診所的可能。

多數人普遍認為，既然做行銷當然就要想辦法讓更多人來消費，但有時候對醫療院所而言，傳遞一些「生意」以外的資訊，可以起到「信任行銷」的作用。如醫美、皮膚科診所可以從專家

的角度，教大家如何在家做簡單而正確的 DIY 美白，諸如此類的衛教訊息。

先脫下商業的外衣，提供網友有用、有趣的醫療保健知識，在獲得他們的信任後，當這些死忠粉絲有求診的需求，還怕不會想到你？

2-4 今日數位行銷趨勢，有哪些值得醫療院所關注

市場不斷變遷，數位行銷方向當然不可能一成不變，稍稍觸及行銷一定會聽到相當多「行銷趨勢」。那麼多行銷關鍵字，究竟哪些是診所行銷必須？哪些又是能為診所營運加分？

社群行銷：面對社群趨勢變遷，行銷不該被工具限制

相當多的數位行銷人員常會落入的盲點：看什麼工具熱門就一窩蜂湧入，對於行銷工具或方法本身並未做深入地瞭解，單純看他人從中獲利，就認為自己也可以依循同樣的方式建立社群行銷效益，簡直就是拿別人的生意和金錢做實驗、開玩笑。

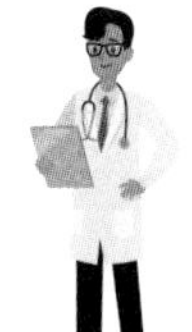

當你決定要親身進入行銷這個領域時，建議你要有以下的態度，或者要求診所行銷人員去秉持：

{1}	{2}	{3}
在決定使用一個行銷工具前，真正去研究該工具為什麼能引起話題？	看別人透過這些行銷方法或工具取得顯著的獲益，又是否深入思考過這些案例成功的原因為何？	再深入一些去想自己的品牌又該如何融入這些行銷平台。從中找出屬於自己的行銷方法，並逐漸累積出行銷能量。

就社群行銷而言，能夠啟動行銷效益的是活動於社群上的人，而非工具本身可以為品牌帶來獲益。所以行銷執行人員在面對社群行銷，更應該進一步深思行銷工具效益背後的因素，而非將自己的思維侷限於工具上。

以數位社群中目前相當熱門的 Instagram 為例，在 Facebook 效益逐漸疲乏後，很多人都試圖在 IG 上觸及更多受眾，最後卻都沒有獲得預期效益，其中原因很有可能是因為行銷人員連在這些平台上當好一個使用者的經驗都沒有。對一個社群平台不熟悉，甚至是不曾使用過，就覺得可以開始利用平台進行行銷，根本就是本末倒置。

社群本身是一個以人做為基礎的概念，雖然多數的行銷方法都是針對人（準受眾）進行推廣，但社群行銷特別在於不僅要將產品服務行銷給人，更要學會跟社群上的用戶交流搏感情。

當診所網路行銷人員準備運用一個熱門社群平台時，建議用下列方式檢視是否對該工具有足夠的認識：

{1}	{2}	{3}
對於多數網友為何熱愛這個平台有基本的認知。	**是完全聽社群行銷專家說，還是親自在社群上當一個網友？**	**是否親身體驗過平台，並能說出吸引人的點？**

若診所是透過官方帳號進行社群行銷，別忘了診所是在以人為本的社群上。假使網路行銷人員始終將自己隱藏於品牌之後，只會讓診所在消費者跟品牌之間豎立起一道高牆阻隔彼此，無疑將患者拒於門外。

口碑行銷：社群就是診所擴散口碑最佳管道

口碑行銷近幾年越來越受到重視，以口碑來打造病患信任感的醫療院所，應該是非常適切的方式。都說「眾口鑠金」，但也有「三人成虎」，口碑行銷做好可以載舟，弄不好則以覆舟。醫療院所該如何有效應用網路口碑？

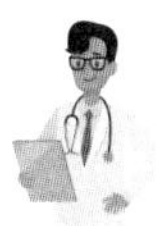
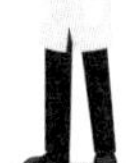

所謂的口碑一定是由「人」所建立並擴散，才能產生效益，社群是最能夠體現人與人關係的行銷工具，而社群行銷的延伸思考，就是口碑擴散的重要關鍵樞紐。

因此，想要善用存在於網路上的人來協助口碑推廣及擴散，並讓效益得以延續到線下，應該要思考如何讓口碑行銷能夠產生帳號之外的關係連結。

口碑行銷有時會讓人產生無法有效建立「真正的」口碑的質疑，其原因是即便透過社群帳號發文，但該帳號在社群中卻沒有任何連結。如此的做法，充其量只是讓診所多增加幾個在公眾論壇上的曝光，距離所謂的口碑行銷尚還有一段距離。若診所想透過社群創造口碑價值，可從下列自有及公眾社群兩個方向切入，來打造屬於診所的社群口碑。

一、自有社群以資訊為主題，連結粉絲個人社群

雖說診所行銷要借重社群行銷延伸出來的口碑，但此操作並非一定要侷限於社群上，只要是透過消費者在其社群上傳遞發布所產生的效益，都能算是口碑行銷的延伸。此外，口碑行銷雖能從消費者社群中看出效果，但要打入一般消費者社群，「操作」上仍具有一點難度。

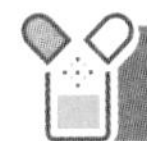

＊最佳的口碑操作方式＊

嘗試從自有社群連結受眾，並透過正確內容資訊，讓他們因有感而主動分享到自己的社群。不但可以連結更多潛在受眾，更可以發揮出「親友推薦」口碑效果。

還有一點非常重要！口碑操作不可能立即發揮成效，但透過對病患需求的捕捉跟滿足，可以延伸出長效而深入的效果。

二、學會在公眾社群連結關係，打造群體效益

網路論壇、BBS 是網路上提供布告欄、分類討論區、新聞閱讀、軟體下載與上傳、遊戲、可與其他用戶線上對話等功能的網路平台，熟悉網路行銷的人對此都不陌生，也幾乎都曾在 BBS 上做過行銷。想要在論壇、BBS 等公眾社群上建立口碑，如果是一般商業品牌操作，一般貼文或許可以產生效果，但以醫療院所行銷來說，單純只是開許多帳號，發布相當數量關於診所或是療程服務的「體驗」或「推薦」的文章，看在網友眼裡，不過就是一篇篇廣告。聰明的網友只需要透過幾個步驟就可以找出該帳號過去發文，並發現內容不是真正的消費者推薦。

讓帳號與其他帳號之間產生關係的連結，是醫療院所在口碑行銷時，比其他業種更需要進一步做到的功課。因此，想要透過公眾社群行銷取得口碑行銷效益，該思考如何更深入「玩社群」。

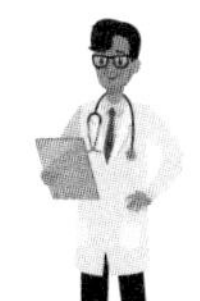

一個深入社群的帳號，簡單幾篇發文有些時候可能比好幾個不同帳號的推薦文產生更大效益。當診所行銷懂得深入公眾社群當中操作時，不只是發文，連回文都可能產生口碑行銷的效果。這當中的操作奧妙跟差異，事實上就是醫療行銷信任的根本。

搜尋行銷：從捕捉病患需求到創造療程需求

醫療行銷究竟該透過什麼樣的方式，增加穩定而持續的客流量？搜尋行銷或許是醫療院所可以思考和選擇切入的行銷工具。

透過關鍵字廣告鎖定搜尋行銷，是許多以自費療程為主、競爭較為激烈的醫療類別，包含醫學科別和醫療項目是醫療產業中較早採用的行銷環節，執行項目包含在網路上進行自然排序SEO的部分，也已經有不少的醫療院所各領山頭。新成立或默默無名的醫療院所，除了花錢競標關鍵字廣告的欄位外，難道就沒有其他滲入搜尋行銷的機會了呢？

懂得透過內容經營及關鍵字延伸，從找出準病患的需求到為病患建立需求，即便是現在才開始經營搜尋行銷，小的、新的診所，或者現在才要運用數位行銷的診所，也能從搜尋引擎中取得醫療行銷的效益。

一、透過需求的捕捉，結合次要關鍵字延伸提高效益

搜尋行銷的根本，是利用消費者存在需求的時候主動進行搜尋。也就是當消費者尋找適合自己的產品或服務時，搜尋行銷利用網路運算技術向消費者推播行銷內容的模式。因此，對於醫療院所提供服務與病患之間屬於「硬需求」的醫療行銷來說，搜尋引擎絕對是必須深耕經營的行銷工具。

醫療院所行銷中捕捉「硬需求」者與「關鍵字」運用的思維：

思維一：用主要「關鍵字」觸及「硬需求」者

當然就是針對醫療院所能提供的醫療服務，透過相應的內容建立，導入關鍵字後，加以觸及這些「硬需求」消費者。只是對於甫成立的新醫療院所來說，必須要懂得搜尋行銷思維就是：**別只是用單一關鍵字來思考內容，而該學著透過主要關鍵字及延伸關鍵字組合，來提高曝光及被點擊機率。**

思維二：以次「關鍵字」深入需求者的問題

次要關鍵字的思考，必須與主要關鍵字相關，如果說主要關鍵字表現的是病患的醫療服務需求，那麼次要關鍵字就是以病患可能針對醫療服務進一步想要瞭解的問題切入。

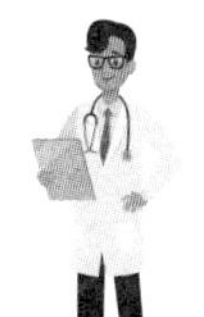

例如，針對某一個醫療服務，病患是否想知道網友們都推薦哪間診所，或者存在著如價格、注意事項或是療程細節等問題，這些「推薦」、「價格」、「可能會如何」之類的問題，就是病患在求診之前可能會想先透過搜尋引擎瞭解的細節。

雖然稱之為次要關鍵字，但是懂得精準找出這些關鍵字，並將其建置相對應的文章，除了可以協助醫療院所在競爭激烈的搜尋行銷當中取得更多獲利的可能之外，更可能透過內容有效地讓觸及的受眾都取得轉換。

針對這些已經有需求，只是不知道該選擇哪一家診所的硬需求受眾，醫療行銷的核心思考，就是透過搜尋行銷更全方位而精準地捕捉到他們的需求。

二、鎖定問題的捕捉，為消費者建立醫療保健需求

拜資訊發達所賜，現在很多病患會針對自己遇到的問題，在網路上進行資料收集，查詢自己身體上的不適症狀，或對某些比較熱門的流行傳染病感到好奇。這些各式各樣的醫療疑問，正是醫療院所表現自己專業，同時為病患建立需求的機會。也許不是每一個醫療類別都可以進行這類操作，但這類比較偏向保健宣導、疾病知識傳遞的內容，卻是經營診所及醫師品牌相當有用的素材。

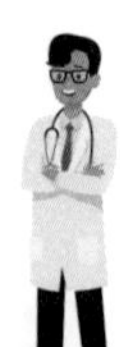

一般民眾並不是那麼清楚知道自己其實有醫療需求，就算知道自己有需求，也很難正確說出自己的需要，有時還會因為搜尋引擎上混亂的資訊，造成判斷失準。

想要在搜尋行銷當中透過建立需求，捕捉到更多的潛在病患，診所行銷人員必須更深化地思考自己的醫療服務對病患而言，存在著什麼價值？病患在哪些時候需要你的醫療服務，又或者醫療服務可以為他們解決哪些生活上的不便。無論是物質面還是心靈面，只要能讓病患取得滿足，都算需求的創造。

除此之外，行銷人員透過自己搜尋找出網路上各式各樣對於醫療行銷可能存在的錯誤論述，透過相對的關鍵字建立回應，也是可行的方式。

醫療院所想善用搜尋行銷來優化自己的醫療行銷效果，就要先從自己熟悉的搜尋行為開始。

遊戲化行銷：擺脫冰冷形象，用遊戲讓診所行銷更有趣

當醫療行銷碰上遊戲化行銷，會迸發出什麼火花？要說醫療院所在行銷上最容易遇到的問題，應該要屬給人生硬同時又具有距離感的形象排名第一，特別是各種推廣的禁忌，讓行銷人員綁

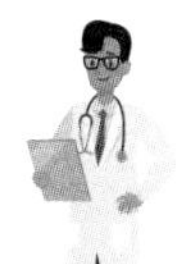
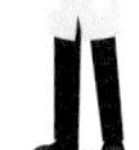

手綁腳。遊戲化行銷正好可以化解品牌跟消費者之間的隔閡，讓雙方距離更近一點。

遊戲化行銷不僅能運用於行銷流程，讓消費者提升黏性，也有相當多實體商家將遊戲化導入到「服務流程」中，用來排除消費者在行銷過程當中的不適。國外有一家每天都大排長龍的披薩名店，在排隊流程當中導入轉盤遊戲，讓消費者選擇挑戰是否靠運氣立即進店享用或是重新排隊。如此的做法，除了參與遊戲的消費者可以體驗挑戰的刺激感，旁觀的人也同時獲得樂趣，化解了排隊等待的無趣。

上述的案例，讓診所理解醫療行銷也可以嘗試在服務流程當中導入遊戲化方法，透過讓病患感受到趣味，而不再對於醫療感到恐懼或是反感。與一般商業行銷不同之處在於：醫療院所的遊戲化行銷，不是以透過遊戲導入增加民眾到訪意願，而是透過趣味元素植入，讓病患在求診過程中可以消除不適及緊張情緒。這同時也是醫療行銷值得好好深思，如何在服務流程中導入遊戲化的主要原因。相當多的醫療糾紛都是源起於病患與醫護人員在醫療資訊出現落差，及緊張情緒而對醫師存在的不信任感所造成。

一般商業行銷可以透過折扣或贈品等獎勵措施，吸引消費者為了獎勵而投入遊戲，遊戲化行銷之於醫療院所來說，營造趣味氛圍的意義其實遠大於實際。不管病患是不是願意參與遊戲，只要將診所的整體氣氛輕鬆化，就能讓進入診所的人都感到放鬆。

遊戲化行銷的診療流程，對於兒童病患來說，是一種增加品牌黏性的方法；而對成人病患而言，則可以潛在的降低他們對於治療的抗性，有助於將品牌信任植入他們心中。

除了上述提及的品牌層面效益，醫療行銷的遊戲化是否也有增加轉換效益的可能？試著在遊戲化行銷當中植入「觀念」引導，KPI 績效延伸出 ROI 回報也不無可能！

空間的氛圍及體驗，才是醫療行銷遊戲化的核心，如果懂得進一步將衛教、保健的宣導置入，讓病患在投入遊戲的同時，會為了想知道謎底或破關而吸收這些給人生硬感覺的醫療訊息。假使這些資訊又與醫院正在推廣的疫苗或是自費療程有關，就可能產生進一步延伸的實際獲益轉換。

醫療院所的遊戲化行銷流程，不該單純只停留於診所的實體規劃上，而是要嘗試從醫療行銷的數位端點就開始導入遊戲化的趣味性，讓每一位追蹤診所的病患都習慣將趣味與診所品牌連結。

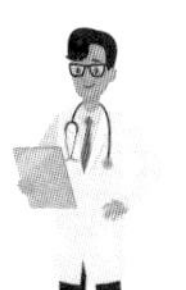

從融化醫病之間冰冷的隔閡開始，在趣味中建立相互信任的醫病關係。醫療行銷的遊戲化行銷，就該學會從趣味中建立出診所的溫度。

診所營運發展有階段規劃，醫療行銷也是如此。當醫師有準備開業的計畫時，會從找據點到裝潢，一步步將診所建立起來，醫療行銷也能從開業前就開始規劃，並於各階段逐一進階行銷力道。在不同階段醫療行銷有哪些必須做、何時採行什麼方法及工具應用？本章將教您從規劃到優化，逐一建立起自己的醫療行銷策略布局！

3

CHAPTER

階段性布局，建立醫療行銷策略

3-1 醫療行銷初、中、後期，如何布局行銷策略

行銷最怕就是沒有摸清楚方向，瞎子摸象、囫圇吞棗，光聽著別人說要怎麼做，而沒有思考清楚自己處於哪個階段位置？該做哪些事？不論是行銷初學者或進階者，都要明白自己的行銷方向才是重點。

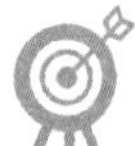

策略一：行銷初期，醫師自行開業用口碑行銷化解品牌劣勢

隨著診所越來越多、規模越來越大，醫療行銷逐漸成為診所經營的另一個重點，尤其是醫師自行開業的私人診所，在知名度不高的情況下，光是讓病患願意走入診所掛號可能就是問題，更遑論自費醫療推廣。對於計畫自行開業、或才剛開業的醫療院所來說：口碑行銷是行銷初期最適當解決之道。

談口碑行銷，最正統也最有效，是自然地在消費者親友間傳遞的推薦。只是對一家剛開業的診所來說，在病患量體都還不足的情況下，要產生自然口碑擴散豈是件容易的事。

因此，診所行銷人員在行銷初期，就該學會並著手在網路上「建立」口碑，做為醫師自行開業初期行銷基礎。

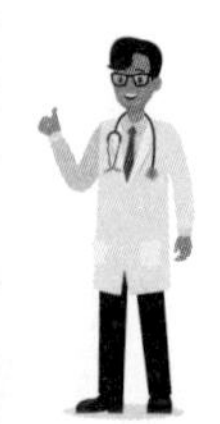

初期建立品牌聲量方式相當多，無論是邀約部落客進行服務體驗，或者是自行於論壇等公眾社群上發文都是方法。非消費者自發性建立的口碑，聽起來雖然不是那麼正統，卻可以為診所帶來初期曝光，吸引更多有需求受眾前往，建立口碑基礎。

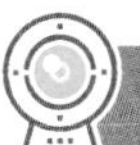

＊口碑建立的思維＊

1. 以「類廣告」形式，結合體驗行銷概念，針對診所服務進行推廣；
2. 內容本身還是建立於診所可以提供，也能帶給病患的「事實」體驗為基礎；
3. 最終決定權如同主動推播廣告，都取決於消費者本身是否有就診意願。

那麼，醫療機構行銷初期的口碑行銷究竟該如何做？兩個方向提供醫師在自行開業初期可切入口碑策略。

切入點一：初期的口碑行銷，從在論壇找出可以切入的問題開始

相當多人對於公眾社群口碑操作都有誤解，認為張貼內容都該是產品服務的介紹才叫口碑。

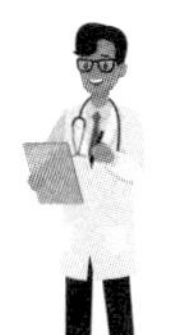

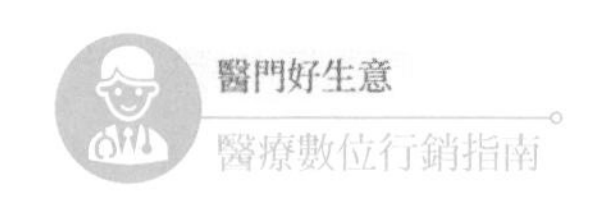

在論壇上進行口碑行銷，初期的目標重點應該是品牌曝光。

對多數消費者來說都還完全陌生的品牌，初來乍到就是好幾篇推薦口碑出現，任何網友都會下意識將其判定為廣告。如此對於甫成立的診所來說，不但無法帶來助益，更可能在行銷初期就打斷後續口碑行銷布局。

新診所初期口碑建立重心，應該擺放在鎖定主要消費者出沒的討論區，透過已存在的近期網友問題，找出診所或醫師品牌切入點。

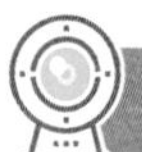

＊初期口碑建立方式＊

1. 結合診所本身已經建立的相對應搜尋資料，從口碑行銷延伸集客效益；
2. 待診所已開業一段時間後，即便沒有指標型病患案例或是實際病患口碑，也可以從過去看診經驗挑選適當案例來「建立」診所品牌口碑。

在不涉及虛構誇大的前提下，口碑行銷也可以當做醫師品牌推廣。從提升病患對診所的印象到逐漸引起好奇，除了擬定好正

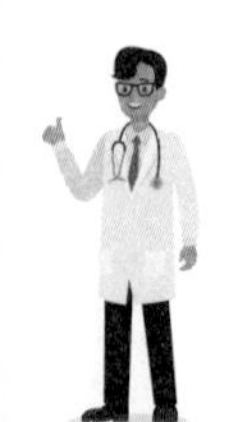

確的口碑策略外，醫師自行操刀回應網友問題，也是另一種醫師自行開業的絕佳口碑建立方式。

切入點二：
醫師個人品牌的專業回文，也是一種口碑行銷

醫師是否可以自己操作口碑行銷？多數人可能會認為醫師專業在於治療病患，怎麼可能做得好行銷呢？事實上，就因為不專業，有時候更能讓口碑深入人心。

醫師自行操作口碑行銷，關鍵不在於「行銷」診所品牌及醫療服務，而是讓病患對於醫師品牌產生信任。

就如同在 PTT 上相當知名的「骨科醫師」，只要不在文章中置入醫療服務推廣，單純幫消費者解決疑難雜症，即便暱稱就明白的告訴網友你是醫師，也未必會引起網友反感，甚至可能提高網友對你撰寫內容的信任，進而延伸到對診所品牌的好奇。

如果醫師本人無暇進行這些口碑行銷工作時，也可以透過執行行銷的相關員工，先行收集各種網友的問題，經過詢問醫師意見後，進行間接醫師品牌口碑經營。

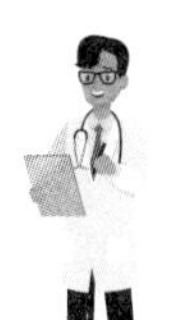

策略二：行銷中、後期，整合診所及醫師品牌經營，讓行銷自動化

醫療行銷該如何從行銷成本的投入，轉換出行銷自動化的能量？相信行銷人員都希望瞭解這個問題，以取得更多診所成長。想要讓診所營運可以自行成長，就該思考如何有效整合診所品牌及醫師品牌經營成效。

在進入行銷中、後期階段，此時診所的營運已經逐漸上軌道，也有一些基本掛號量。

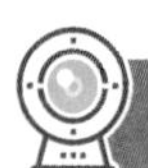

＊行銷重點＊

思考如何讓診所營運規模有更進一步成長，增加面對競業的競爭力，甚至發展出診所獨特優勢。

診所行銷的優勢應該如何表現，才能發揮有效防禦優勢呢？硬體強化，除了很容易被他人模仿外，追趕硬體優勢也會增加診所經營成本。回歸到診所行銷本身醫療產業特性來分析，比起卓越的硬體跟設備，多數病患追求的還是醫師本人的知名度跟推薦。

因此，行銷人員就該清楚認知，真正要突顯一家醫院的獨特優勢，就必須學會從醫師品牌經營方面切入。診所行銷後期的營運能量，在有效整合前期所耕耘的診所及醫師品牌能量，讓雙方面效益可以達成有效互補。

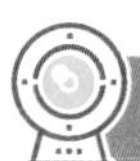

＊正確做法＊

從診所品牌及醫師品牌經營上切入，於後期真正吸收雙方面品牌價值，讓診所取得足以爆發另一波成長的能量。

一、診所品牌經營，用實際案例來表現優勢

能夠吸引病患願意跨區就診的醫院，絕對不會只是因為廣告的曝光度夠大，特別是對於一些所需費用較高或是治療時間屬於長期的自費療程，能夠有效且直接解決民眾醫療需求，更能有助於他們跨區就診。

有效說服病患跨區就診的唯一工具，就是已經成功的案例，或是網路上對於診所的口碑推薦。

由此可知，想要讓醫療行銷效益落實，針對診所品牌經營是一種方法。但如果可以有效結合醫師品牌經營的成效，不只可以

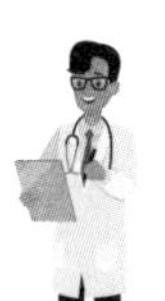

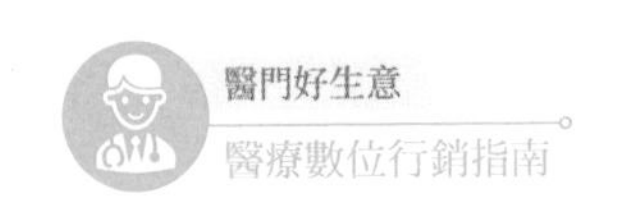

提高病患求診量，更可能深化品牌黏性，打造出一批可以帶動成長的忠實「鐵粉」。

二、醫師品牌經營，就該從醫師的專業涵養切入

醫療行銷想要深化醫病關係信任環節的操作，最有效的方法就是從醫師品牌經營切入。醫師品牌優化沒有其他方法，必須透過醫師平時內容經營，除了可以逐漸提高個人品牌在網路上的知名度之外，也提供一個管道讓既有病患可以與醫師進行互動或更便於向朋友進行推薦。

醫師和醫療診所雙方面品牌的醫療行銷經營，差別在於醫師品牌經營的是病患心目中的信任感，療程推廣必須保留於診所品牌上，因此雙方面的品牌必須透過有效整合，才能取得百分百效益，甚至發揮比經營單一品牌還要倍增效果。

另外，從門診進來的病患，也能夠在看診後，透過醫師品牌經營深化黏著度。因為醫療資訊而觸及到醫師品牌的受眾，更可能成為診所最直接的轉換族群。無論是從日常的經營，亦或是透過平台、社群及廣告機制的全面整合，醫療行銷想取得深化的病患深度，以建立出獨特的優勢，就該學會先在初期「迂迴」一點，如此才能讓後續效益更「直接」的建立。

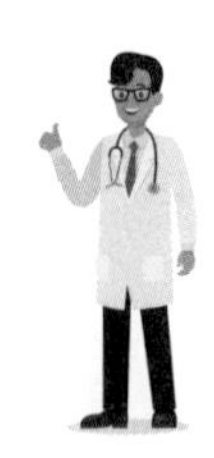

3-2 醫師自行開業，如何起步準備醫療行銷

醫師自行開業最大問題就是缺少大型醫院「名氣光環」吸引病患，因此剛開業時如何布局就相當重要。想在開幕時就能有基本效益，相關的行銷準備和工作必須在事前就規劃完成。從「硬體」、「軟體」及「話題」三個方向審視，即便已經開業許久，也該看看自己遺漏了哪些行銷重點！

成功步驟一：落實數位診所行銷，用官方網站建立成功第一步

在以社群為主流的數位行銷趨勢中，隨著 Facebook 聲勢越來越高，許多行銷公司及行銷專家都呼籲「不要再製作官網」，此做法對於某些小本經營的普通零售或實體商家來說也許可行，甚至可以透過臉書的打卡功能提高優勢。

進行醫療院所行銷，經營者千萬要捨棄以臉書替代官網的求快心態，官方網站就是你建立網路信任的第一步。

將 Facebook 粉絲專頁當作官網會有什麼問題呢？第一個行銷阻礙就是資訊混亂。一般病患最想瞭解的診所資訊羅列下來，大概有幾個重點。

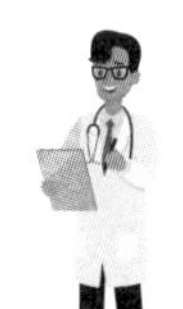

一般病患最想瞭解的診所資訊：

{1}	{2}	{3}	{4}
診所開業醫師團隊。	診所環境。	提供醫療服務。	診所聯繫資訊。

在官網上即便不加上可能具有數位行銷功用的資料建置，光是診所的基本資訊就有四大類，或許還能細分出幾個項目。當這些資料全都放置到粉絲團上，目前工具機制並無法相當系統地整理並且提供病患方便查詢。

會選擇將粉絲專頁做為數位行銷基地，有些時候根本就沒意識到多數網友使用 Facebook 的習慣。當你是擁有者時，當然自己會時常到粉絲團首頁瀏覽，然而如果是一般網友呢？除了從塗鴉牆接收最新訊息之外，真正到粉絲團首頁瞭解資訊的可能性相當低。

官方網站的建置更應該從診所開業的前期就建立完成，並該懂得如何做好網站內容。

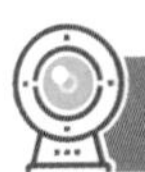

＊記住一點＊

一個資訊混亂的官方網站，可能比沒有官網還要來得糟糕。

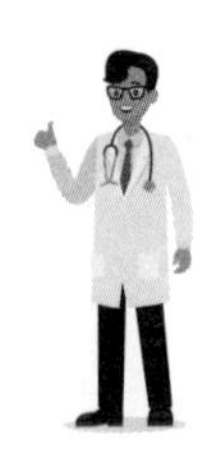

官方網站就如同線上診所，別給人壞印象

放眼今日診所行銷的官方網站應用，多數私人診所都會犯相同的錯誤，就是用一成不變的既有版型來建置官網。甚至於不同診所間，可能只有 Logo 不同，其餘版型風格、色系，甚至是工具列描述幾乎一模一樣。

但比起上述求快、求簡便所產生的問題，診所開業的經營者更可能在數位行銷上犯下另一個**致命錯誤：就是在有限空間當中，想放的東西太過無限**。

試問，如果你是一個病患，初次造訪醫院，如果映入眼簾的是一連串雜亂不堪的擺設跟環境，你是否會安心在這家醫院就醫？還是立刻轉身離去？如果你的答案是後者，那麼在規劃官網時，就別貪心地想把所有東西都往首頁塞，搞得網友光瀏覽首頁，滑鼠滾輪就要滑上幾十下才能看完。

進行醫療行銷時，診所開業經營者該思考的不是如何將自己的產品服務全拋給受眾，而是該思考如何讓每一個受眾都感受到貼心。透過簡便、舒適的官方網站資訊建置，讓每一個前往官網的人都能更快找尋到自己需要的資訊，才是真正讓數位行銷發揮最大效益的方法。

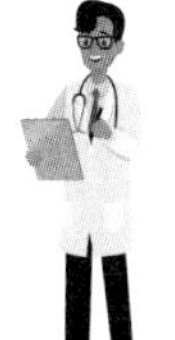

從視覺到文字描述，建立數位專業高度

就如同傳統行銷中的靜態文宣品，官方網站除非建置即時客服功能，否則多數時候都必須讓網友透過官網資訊，來建立其對診所本身的瞭解跟初步信賴。

目前坊間診所行銷方式，大多數的內容為診所環境跟醫師本人拍攝幾張看起來專業的照片擺放到官網。既然有這麼多人採用類似的方式，仍不禁要問這真是「有效」的執行方式嗎？一個官方網站是否能有效傳遞資訊，絕不只是因為這些表面因素。

從官網的色系規劃，就應該是一個在診所行銷當中落實診所品牌的思考切入點。

一般來說，診所採用白色、淡藍色或綠色，是相當適合且容易讓人感覺到安心的中性色。如果你從事的是醫美診所或小兒、婦產診所，在色系的規劃上則可以考慮加入多一點時尚元素，或者是導入溫馨的淡暖色系。

透過正確的視覺傳達，加上透過文字來掌握診所開業經營該有的專業形象，不譁眾取寵，用你既有的醫療專業說服每一位網友。一個診所行銷用的官方網站不需要華麗，簡單做好必要的工作，也能帶來效益。

成功步驟二：化身網紅，從醫師經營個人品牌開始診所行銷

「網紅」是最近相當熱門的網路新興名詞。源自於中國大陸網路圈的網紅，就類似臺灣的部落客、臉書客這類在網路、社群平台擁有眾多粉絲追蹤的個人品牌，或者是具有話題或輿論影響力的網路名人。網紅與醫療行銷有何關連？這類個人品牌建立，或可能成為幫助你突破醫療院所、醫師經營管理環節上普遍遺漏的關鍵因素。

隨著市場飽和，不只診所行銷逐漸成為醫療院所的共識，醫師經營管理自我品牌跟專業聲量，也開始成為一種市場行銷的趨勢。許多課程教導醫師如何建立個人部落格、打造專業知名度。然而，當醫師準備化身網紅時，是不是依據良好的觀念來進行？

經營個人品牌，相當多人都會落入「話題」迷思中。有些網紅具有人氣，但卻不一定是累積對事業具有幫助的聲量。就如同臺灣近幾年隨著臉書發展，越來越多網路意見領袖出現，他們有著不同職業跟身分，但多半為他們帶來話題跟追蹤熱度的議題幾乎與職業專業無關。

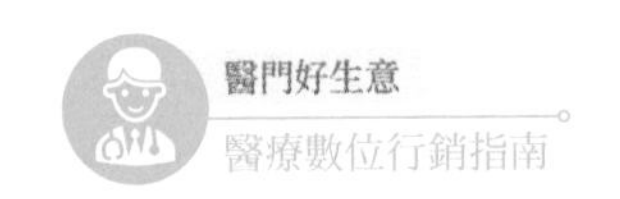

就上述的個人品牌聲量來說，看似累積了相當多支持群眾，但當有一天想透過個人品牌來發表專業意見時，卻可能發現這些原先熱絡的粉絲都消失了。問題關鍵在：他們本來就不是因為你原有的專業而追蹤你。

因此，**醫師經營個人品牌時，就該懂得避免落入類似盲點。就診所行銷角度來思考整體效益，針對與診所品牌連結的醫師品牌，經營方更要懂得落實醫師經營管理的質量管控。**

如何進行？從診所端跟醫師個人面，來瞭解診所行銷該如何有效地進行醫師經營管理的品牌規劃。

醫師經營管理個人品牌，不能脫離專業路線

任何個人品牌建立，都必須要有鮮明的方向，尤其醫療領域對於個人專業要求特別高，過多醫療專業以外的包裝，有時對於本職發展來說並非有益，更可能有害。

經營個人品牌，透過社群行銷來進行議題是一個捷徑，也有相當多人以這種方式瞬間累積了大量的追蹤粉絲，成為社群意見領袖。只是，當醫師有心經營品牌時，並不是刻意去避開社群，而該是懂得利用社群來為自己建立出「正確」粉絲群。

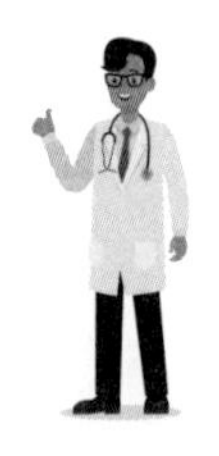

除了學會當一位網紅，醫師們更該思考如何建立一個可以持續發展甚至是延伸到個人事業的品牌。

善用社群的同時，學會導入社群的基本價值——分享。

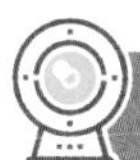

＊分享建議＊

學著與大家分享任何醫療專業經驗、心得，以及民眾可以受用的醫學微知識，即使無法快速為自己博得大量聲量，只要持續經營並逐漸建立社群連結，一樣可以逐漸收成品牌經營的成果。

醫師經營管理自己的個人品牌，最該有的認知是當個病患心目中的「網紅」，而非大眾心目中的「名嘴」。

診所落實醫師經營管理，才能提升診所品牌

相當多醫療院所的經營者都知道，診所行銷的成敗與否在於醫師品牌的建立跟經營，但更多時候並非是不為之，而是心有餘而力不足。每一位醫師，每天忙碌於看診或許都已經耗掉大半的時間，對於不是行銷專業的他們，又該如何抽出時間來學習並開始經營自己的個人品牌？

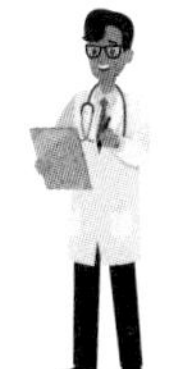

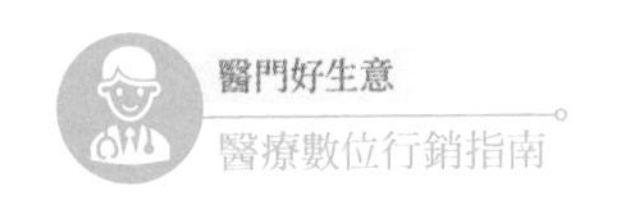

因此，想要更快建立診所行銷效益，就該學會從官方角度建立出一套連結醫師品牌與診所品牌的行銷網絡，透過醫師經營管理機制導入，來協助這些醫師更有效行銷自己，進而帶動診所行銷也能同步獲得成長。

醫師經營品牌，是否一定要自己進行才叫「個人品牌」呢？事實上，相當多藝人、明星都是透過「品牌經紀」來操作經營。醫師本人不懂行銷也沒有關係，只要具有醫療專業，那麼只要透過正確的方式讓更多人瞭解其專業優勢，品牌聲量依然可以建立出來。甚至透過專業行銷導入來進行醫師經營管理，所能產生的效益絕對大於醫師不專業的自行操作。

成功步驟三：發展個人品牌，學會借力使力讓效益更倍增

在重視口碑的醫療產業裡，大醫院的名醫具有絕對品牌優勢，當每一個病患都追求大型醫院品牌及名醫口碑時，年輕醫師是否就只能窩在大醫院當中，慢慢爬到一個知名度後，才有「創業」的可能？

停留於傳統媒體時代的行銷方式或許是常態，甚至是慣例，但在網路資訊逐漸取代傳統媒體管道的現在，民眾取得訊息越來越快速、簡便，若是懂得將微費甚至免費的數位行銷方法導入診

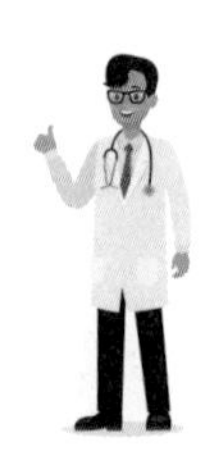

所行銷，年輕醫師也能有效建立出個人品牌網路口碑，靠著個人品牌建立實現醫師自行開業的初期行銷基礎！

年輕醫師最大的劣勢就是經歷不足，但相對的，優勢卻也在於年輕沒包袱。在相當重視經歷的醫療領域中，如果是必須進開刀房的外科醫師，歷練不足當然會令病患卻步，若單就醫師自行開業的常見小型診所來說，強調細心、專業就足以帶來足夠的品牌聲量。

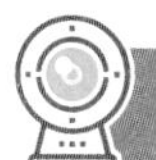

＊名醫口碑經營步驟＊

1. 建立出基本的行銷基地是首要步驟，一個部落格跟社群帳號是基本要求。
2. 建立好行銷主場後，更需要懂得在上面放「正確」內容，幫助網友瞭解自己。

例如：跟大家聊聊醫學院求學期間的趣事、談談上過哪一個業界名醫課程的回憶，分享一下自己的專業證照或看診的所見所得，即便是醫學院同學會的聚會照片，也能成為表現「專業個人品牌」的素材。

不想將職業身分與私人生活混淆，也可以嘗試透過較官方性的粉絲專頁來連結個人帳號交錯經營。當然，一個默默無名的年

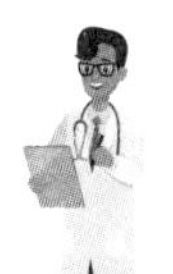

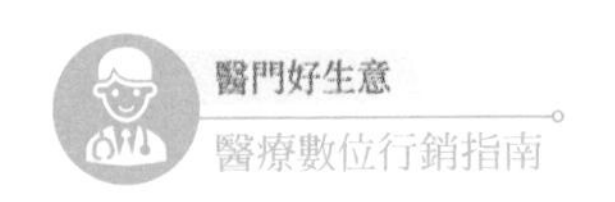

輕醫師，一開始在網路上也不可能有什麼人願意關注，這個時候除了靠人脈，更該懂得進一步搶搭時事，借勢擴散自己的品牌聲量，甚至延伸到後續的醫師自行開業所需的診所行銷上。

搶搭時事熱潮，並不是今日熱門什麼就急著發表意見。如果獲利根本是醫學專業，那麼透過社會時事、政治或明星八卦吸引來一群粉絲，實際上只是讓自己落入錯誤社群圈，讓個人品牌淪為叫好不叫座。

如果明白最終的目的是為了醫療行銷而經營個人品牌，年輕醫師更該懂得理性操作，寧可沒有廣大聲量也要求每一個追蹤的粉絲都是信任你的有效受眾。

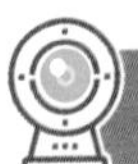

簡單操作重點

- **重點一**：用本身的醫學專業為基礎，找出可以發揮的時事來加以包裝自身專業，是關鍵時刻為自己累積個人品牌聲勢的重要步驟。
- **重點二**：定期透過專業內容的包裝跟發表，提供一些民眾想知道的醫療衛教知識，逐漸增加追蹤的粉絲人數。

個人品牌的經營，絕不可能一朝一夕就完成，還要能延伸到診所行銷上。執行成功的關鍵在年輕醫師們是不是用對方法，建立出正確的口碑。

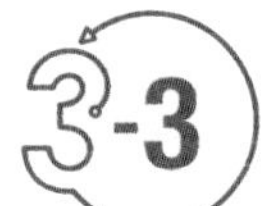

3-3 醫療院所如何評估行銷效益

免費行銷並非不可行，只是必須投入時間成本。對於平時看診已經花去大半時間的醫師來說，比起自行操作行銷，選擇微費或聘請行銷人員可能更為適當。既然投入了行銷成本，那麼究竟該如何評估成效？這也是醫療行銷必須瞭解的內容要項之一！

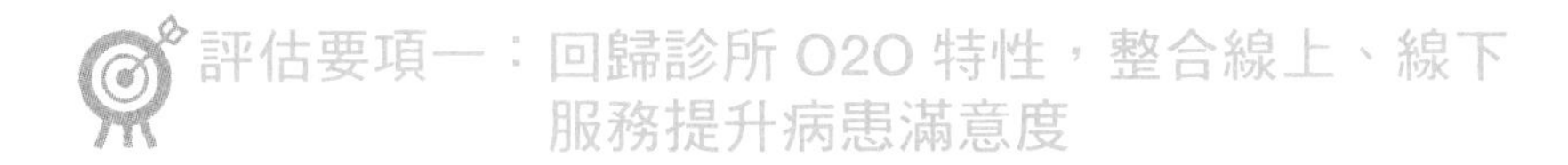

評估要項一：回歸診所 O2O 特性，整合線上、線下服務提升病患滿意度

診所行銷到底是不是真的有效，觀察一家甫開業的診所最為準確。有別於其他產業在網路行銷上可能存在單純電子商務模式，私人診所數位行銷一定是 O2O 形式，實體據點的存在，對於區域來說，就具有相當的行銷效益，假如診所本身還有導入其他診所行銷，又該如何判定病患究竟是不是因為網路行銷的建立而來？

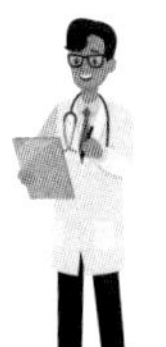

既然屬於 O2O 行銷模式，那麼評估診所行銷的效益，就該懂得從線上及線下是否整合來加以評估。除了更能精準針對效益進行評估外，還能讓執行的步驟更加落實！

談私人診所的數位行銷，相當多時候可以從傳統行銷或經營面來獲得借鏡。雖然說醫療產業不同於一般服務業，要追求以客為尊的服務至上準則，但如果醫療院所懂得在流程與服務應對方面多加入一些「感動元素」，對於診所經營方面來說是有相當幫助的。

將這樣的思維套用到診所行銷的執行上，今日相當多醫院在數位行銷上，都懂得要建立一個網站，但也都只停留於建立一個網站。當然，如果你只是一間區域形式，治療感冒等疾病的內科、小兒科或耳鼻喉科，那麼落實適地性行銷（Location Based Service, LBS）讓病患都搜尋得到你就足夠。但既然建置官網，想要為診所帶來更多行銷可能，就別讓官網流於只是一個強化版的黃頁。

基本來說，除了醫院的介紹、幾張特別琢磨過的照片以及執業醫師的形象照、個人簡歷外，病患真正在意的資訊你是否都建立了？針對醫師專業及醫院提供的服務，搭配一些定期的登革熱、流感、疫苗針劑等訊息，診所官網是否提供了相關衛教資訊？這些內容建立，不只是簡單的訊息曝光，透過正確操作更可

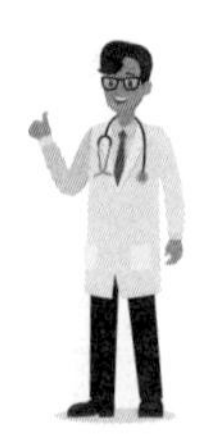

能為診所帶來潛在而具有需求的病患，除增加診所經營優勢外，還可能透過服務提高醫院及醫師的知名度。

目前已經有相當多平台提供雲端候診資訊及線上掛號服務，如果真的有心進行數位診所行銷且也有足夠的預算，透過平台進階串聯線上及線下服務，絕對是增加自身優勢的做法。

一個能讓使用者感覺到方便的官網，就如同一家服務親切的診所，特別當受眾是正不舒服的病患時，多一點貼心更能透過信任的建立，讓病患滿意度提升。

評估要項二：病患普遍存在名醫迷思，提升醫師知名度也是評估重點

放眼目前多數醫療行銷方法，大多都還是停留於診所經營方面，例如建置官網、定期發布新聞稿訊息，如果有涉及保養或是美容的醫療類別，可能還會找部落客來體驗撰文，藉此增加「診所」在網路上的聲量。總的來看，針對醫師經營方面，卻只占這些診所行銷中的一小部分。

如果我們放眼過去傳統大型醫院之所以吸引大量民眾，甚至醫院分級執行之後，依然有大量民眾前往醫學中心或教學型醫院，花費更高額掛號費求診，原因無非是為了求一個「心安」。

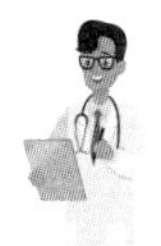
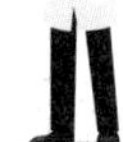

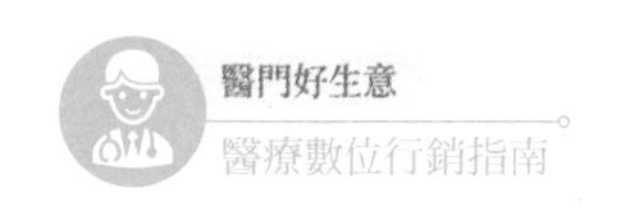

這類病患的求診行為，除了是一種對於「品質」的迷思之外，對於「醫師形象」及「名醫」的追求，更是當中最主要的原因。

醫療院所線上行銷最不能忽略，卻也最容易被忽略的就是醫師經營區塊，特別是對於一些剛出來執業的醫師來說，病患對其專業度陌生就可能成為診所經營上的阻礙。然而，如果醫師本身懂得經營自己的專業形象及網路口碑，就有相當大的機會可以突破多數醫師成名前障礙，在網路時代為自己快速建立形象及知名度。

老一輩病患，追求的可能是名醫，但年輕一輩網路族群，更想信任能夠為他們解答疑惑的醫學達人或是網路口碑聲量好的醫師。若可以在這些病患真正到訪診所前，先取得他們的信任，便可能在某種程度上改變醫病關係緊張。

只要不譁眾取寵、誇大不實，適度的透過網路進行醫師經營的工作，醫師的專業聲量，就是診所行銷最直接的效益！打造出讓人都慕名而來的醫師品牌，還怕沒有病患上門求診嗎？

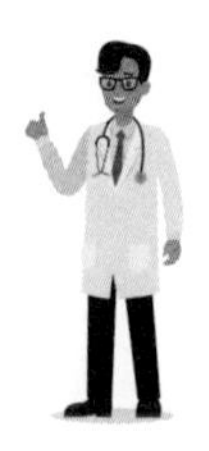

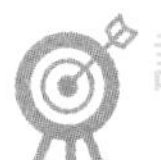

評估要項三：非自費療程之醫療行銷，觀察自媒體經營情況評估成效

談醫療行銷，評估成效多是針對自費療程進行推廣的 ROI，但就多數醫療院所來說，健保療程卻可能是主要經營項目，這時又該如何評估行銷成效指標呢？學會建立品牌自媒體，從網路聲量 KPI 來評估效益，也許就是最佳的選擇。

行銷是不是非得將效益追究到 ROI 的取得及提高才算成功？談投資報酬率當然最能審視行銷規劃成功與否，但也不代表 KPI 就不具備任何價值。

無論是平台流量、粉絲團的粉絲數、內容互動情況或資訊擴散量，這些看似只是徒流於「表面」的數字指標，也象徵著有多少人認識品牌，又或者對品牌所建立的內容感興趣。

由此可知，KPI 雖然不像 ROI 表現的是實際獲益高低，但卻可以透過數值表現來評判品牌行銷效益。而品牌同時也是醫療行銷相當核心的價值，特別是對本身以健保療程為主的一般醫療院所來說，診所或醫師品牌知名度提升，也等同於延續營運基礎。

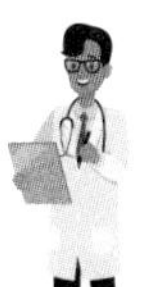

甚至於在行銷中少掉對實質獲利的追求，將焦點擺放在提升品牌 KPI 上，更可能有助於醫療行銷取得快速而有效的推廣。

要進行醫療自媒體的建立，應秉持的觀念是讓醫師品牌與診所品牌並行、互相輔助。如果醫師本人對於分享有興趣，可以讓醫師自行負責個人品牌多數的經營，診所品牌則保持官方經營。如此做法，可進一步區隔兩方面績效評估，醫師品牌以發展品牌擴散的 KPI 為主，將病患轉換的 ROI 擺放於診所品牌。

診所以營利為目標，醫師品牌則單純透過醫師本身醫療專業做資訊分享或是社群回應服務，透過數位行銷讓醫師貼近一般民眾，甚至在線上為民眾解決一些比較基本的保健問答。在雙方品牌平台相輔相成的情況下，醫師品牌不以獲利為前提的經營，KPI 擴散提升也會有轉換為病患求診的 ROI 之可能。

3-4 醫療行銷優化關鍵，掌握病患好感度

談行銷，當然免不了談優化。醫療行銷除了為診所帶來更多病患及品牌知名度外，如果還能透過優化逐漸擴散診所口碑及醫師專業知名度，不僅可以放大行銷效果，更可能有效解決醫病緊張關係。而行銷優化關鍵，則在於如何放大病患對診所之好感度。

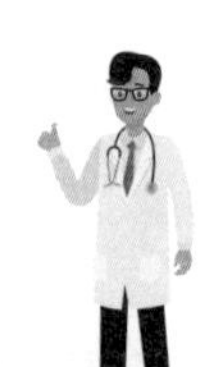

優化關鍵一：用體驗行銷導入醫療行銷，優化病患轉換率

體驗行銷於一般商業應用並不新奇，然而對醫療行銷來說，談體驗似乎有些奇怪，相當多醫療院所也難以找到切入方式。

雖然說對於所謂「體驗」，執行方式跟解讀都不同，但大抵上都是透過直接將產品讓消費者體驗，抑或是透過情境建立，帶給消費者情感投放。然而，醫療行銷想要導入體驗行銷，是否真的那麼簡單？

多數人想到醫療，大多都是排斥或恐懼，對於醫院是能避則避，更別說還要「體驗」。因此，除了一些以美容為主的醫美、皮膚科診所之外，多數醫療院所都可直接避開「實際體驗」的環節。

那麼以醫療行銷來說，究竟該如何有效切入體驗行銷？事實上，即使無法直接體驗，診所行銷人員也可以透過體驗行銷其他面向執行，提高醫院品牌曝光的同時，也增加轉換率提升的可能。

就體驗行銷而言，無論是實際的體驗產品，或者是透過情境投入體驗的感受，都是為了落實「情感」與「信任」滿足。透過

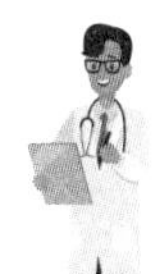

實際使用感受，使得信任提升增加轉換機率。或是針對民眾「情感面」做為切入點，藉著欲望滿足或是恐懼消除，都屬於情境面體驗行銷做法。

醫療行銷想導入體驗，從中讓消費者獲得感受加以提高轉換率，究竟有沒有可能實現？先學會拋掉「實際的」體驗思考，嘗試從情感的觸及，打造情境面的體驗新思維！

優化關鍵二：主動行銷流程，學會以正向動機引導受眾

醫療行銷在線上主動行銷流程，或是線下醫師面對病患時，應該將重心放置於正向動機上，讓病患瞭解療程可能為他們帶來之「利益」。

消費者六大動機當中的正向動機是指：尋求快樂、尋求希望、尋求認同。追求更好生活品質或讓生活獲得改善，就是正向動機關鍵。

事實上，每個產品服務價值提升，一定有相對應優化，針對這些優化對病患而言可獲得之生活提升，就是醫療院所行銷觸擊正向動機的成功因素。

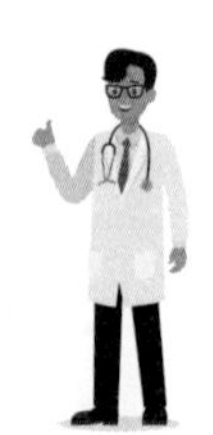

特別是針對較高價醫材或是自費醫材選擇，有時病患加價自付，診所本身並不一定可獲得相對獲利，但品質較佳之醫材或器具，對於治療進行或後續病患自行維護，都可能為診所化解更多問題及風險，因而降低醫療糾紛、提升醫院口碑。

其關鍵在：引導客單價提升過程，不能讓病患覺得反感。藉由訴求病患可獲得的利益，讓他們不會覺得是「需要」，而是「想要」是更有效的做法。透過自費療程或選用較好醫材，於治療後透過生活品質提升，病患可提升哪些快樂？獲得何種認同感？對一些老年病患來說，可以帶來哪些生活希望？以上都是可以進行操作的內容話題。

醫療本身就是建立於不便之上，因此嘗試為病患放大治療後的「好」，在身處不舒適當下，病患或許更能感同身受，也間接提高醫療行銷於病患滿意度方向之成效。

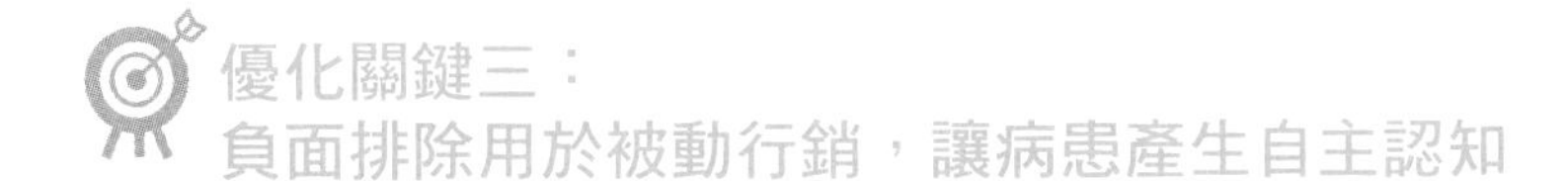

優化關鍵三：負面排除用於被動行銷，讓病患產生自主認知

醫療行為本身是建立於病患不便的情況下，多數時候診所行銷人員針對療程推廣，喜歡訴求「不便的困擾」，接著導入自費療程或是自費醫材可帶來之便利。從恐懼出發的確具備相當效果，但當病患本身已經處於不舒適狀態時，過度強調恐懼，也可

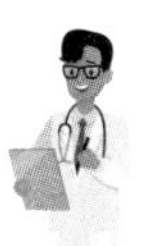
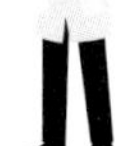

能讓他們產生反感，即使最後同意採用自費療程，卻可能埋下日後醫療糾紛隱憂。

針對各種自費療程或額外可提高客單價、顧客終身價值之保健療程，行銷人員可以從「負面排除」角度切入，但較適當做法則是透過被動行銷環節，等待消費者自主決定。網路時代，多數人遇到問題都習慣先到 Google 搜尋，購買產品看評測、身體不舒服或有醫療需求也可能會先搜尋， 避免在資訊落差情況下受騙。

這類病患對於診所不信任的先入為主觀念，其實就是醫療行銷可以切入的關鍵。嘗試於官網或部落格針對自費療程、保健療程或是自費醫材關鍵字建立內容，從恐懼出發並嘗試讓病患瞭解為什麼必須額外花費這些費用。

就負面排除而言，消費者動機不外乎「避免痛苦」、「避免恐懼」及「避免拒絕」，這也是呼應被動行銷觸及的病患多半都會從「疾病」或「身體不舒適」進行搜尋。

嘗試從負面感受來接觸這些病患後，更該懂得讓他們瞭解療程如何協助「避開負面」，透過病患自決行動，也能避開行銷人員推廣時因為話術不當產生的不必要爭議。

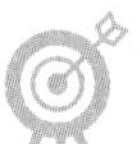

優化關鍵四：為民眾消除「恐懼」，一般醫療院所也能增加曝光及轉換

疾病治療是多數人對於醫療院所的印象，因此「恐懼心理」本身也是醫療行銷當中相當重要的一個核心素材。只是真正想透過操作恐懼來取得行銷效益，甚至是導入體驗行銷落實提高病患轉換，行銷人員該思考的是如何「消除」民眾恐懼，而非是利用恐懼來煽動民眾因害怕而行動。

醫療行銷在提升診所及醫師品牌做為前提的情況下，行銷人員該進一步思考如何透過提升民眾信任，增加診所病患人數。恐懼，的確是醫療院所切入民眾內心，並加以轉換效益的手段，但行銷素材更應該表現：透過醫療，可以如何有效為病患解決疾病困擾，甚至是有效預防疾病發生。

即便是以一般健保療程為主的醫療院所，也可以進一步導入如體檢、保健醫療或是疫苗等各種醫療服務推廣，有效取得病患轉換。

將體驗行銷導入醫療行銷，目的便是為了透過行銷，讓民眾對於診所品牌開始建立初步信任。若醫療單位本身並非以自費療程為主，依然可以為診所降低醫療糾紛。學會以專業為優先，不過度著重營利，就是醫療行銷的體驗思考第一步。

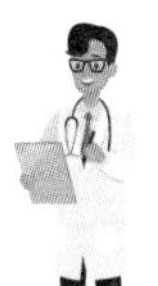

數位行銷最大迷思，是錯認透過數位行銷絕對可以觸及到大眾市場，事實可能不如想像。在資訊爆炸時代，行銷人員可能什麼都想得到，但最後結果卻往往什麼都得不到。數位行銷不是一把抓的宣傳，尤其如醫療院所以實體據點為核心的單位，懂得從分眾市場找出診所利基，才有可能逐漸放大行銷效益。

4

CHAPTER

找出分眾市場利基，放大醫療行銷成功率

4-1 發揮診所實體經營特點，從區域行銷開始分眾

醫療行銷主軸非常單一，目的是將受眾引導到診所求診。但礙於醫療屬性，即使可以透過數位行銷觸及全臺病患，也很難讓外地群眾跨縣市求診吧！若非集團經營，醫療院所應善用數位工具放大成效，先從區域分眾切入，讓行銷效益最大化！

訣竅一：從周邊出發，打造醫療行銷口碑擴散效益

前面一章提過在操作醫療口碑行銷的每個階段，各家診所都會巴望自己可以獲得相當廣度之口碑增長。口碑操作多數時候必須伴隨話題，也要投入相當預算，在一般商業行銷上，應該是沒有太大問題，但套用到診所行銷則可能產生反效果。

首先，醫療行銷建立於專業信任本質上，過度依賴話題增加擴散，反而有失專業。如果不靠話題，單獨想利用成本投入進行話題行銷，其預算對於一般中、小型診所來說會相當負擔，同時過度製造口碑聲量，對診所而言也未必是好事。

談醫療行銷該思考如何透過各種方法切入，逐漸藉由行銷操作延伸出自然口碑的行銷效益，而不該盲目追求廣度，更該思考

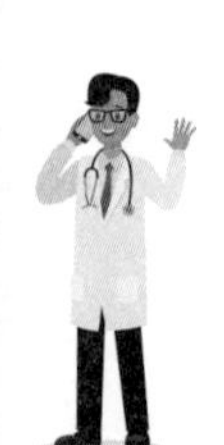

如何從深度慢慢擴散出廣度。在過程中，各階段的操作思考原則是漸進式的，這才是最適合多數區域診所的做法。

＊診所口碑效益從深到廣的過程運作思考＊

- **思考一：**從內容行銷切入，學會從優化診所品牌觀感開始。
- **思考二：**逐漸從區域內累積品牌價值。
- **思考三：**慢慢透過病患將口碑擴散出去。
- **思考四：**後續如何運用更多方法將這些口碑加以放大。

口碑就是一種透過內容來行銷，醫療院所要如何從周邊開始建立自然口碑，並產生效益呢？首先鎖定想觸及區域精準受眾，從「對的」「關鍵字」開始來設計內容。下文將更清楚介紹在精準分眾界定下的關鍵字建立。

訣竅二：從病患就醫習性，先打好區域市場利基

透過數位行銷觸及原先無法接觸到的市場，把網路上的消息推送給網友，從而將他們轉換為自己的實際上門客戶，這是 O2O 行銷基本概念，但 O2O 並無法全然套用到醫療院所行銷上，有兩個向度要關切。

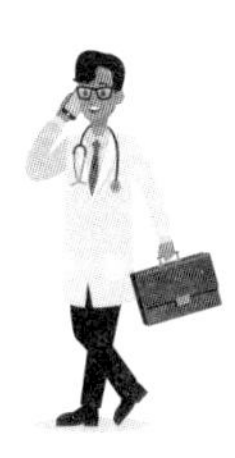

向度一：O2O 模式的關鍵點

診所透過線上的方式吸引關注者，但真正醫療服務或者產品必須由關注者去線下（診所）親自體驗，這就對診所的醫療服務提出更高要求。

向度二：O2O 考驗患者就醫習性

今日診所密度高，民眾在日常生活區域、住家周邊即有相當多的就醫選擇，若無特殊取代理由，前往其他區域就診的動機缺乏。

部分需要長期治療或是醫療費用較高的療程類型，可能會讓口碑產生效益，促使民眾為了追求名醫與效果而特地跨區域就醫，但從醫療比例來說只是少數。醫療院所需要斟酌是否要將行銷預算投入其中，產生過度消耗或者可達成有程度的回收。

進行醫療行銷，首先該有的認知就是透過區域精準化分眾。以目前數位行銷工具來說，透過主動推播廣告想要鎖定區域受眾，效益相當有限。醫療行銷本身就是建立在需求服務下，因此學會透過搜尋行銷等被動模式來觸及消費者，除了可捕捉到本身已有治療需求之準病患外，更能透過區域關鍵字導入，直接觸及區域市場消費者，降低行銷成本消耗。

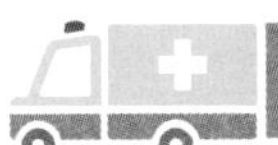

＊成效促成關鍵＊

如何依據病患治療需求，建立醫療診所於區域市場中同中求異的優勢。

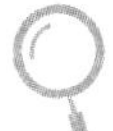

訣竅三：善用內容結合搜尋行銷，先設好魚餌進行分眾

診所行銷過程，最重要的環節就是「內容」建立。至於醫療行銷內容，可以從診所經營跟醫師經營兩個方面來著眼。前者，多數診所都認為自己做了，但多數人普遍會忽略的一個核心重點：

內容的建置須導入搜尋行銷的思維，才可能為私人診所吸引到更精準、已經有需求的準病患。

對於醫師來說，談數位行銷有可能一知半解，但是談醫學，每一位可都是有多年學術、臨床經驗的行家。那麼，針對自己提供的醫療服務，建置一些能幫助病患解決疑惑的文章，對醫師來說並不困難，困難的是如何讓這些文章有效曝光。

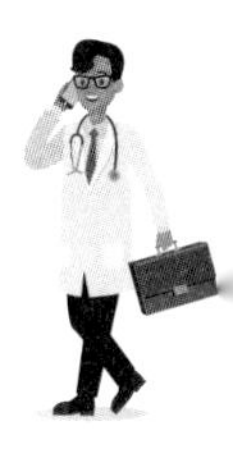

當內容與搜尋行銷的功能相結合時，這些文章就是最有誘惑力的魚餌，可有效幫助診所接觸到百分百精準的受眾。對於診所行銷來說，懂得捕捉需求，就已經成功了一半！

訣竅四：跨區域診所聯盟競合，打破區域市場行銷限制

在商業理論當中，針對企業管理有一個木桶短板管理理論，其核心內容是——木桶裝水的多寡，取決於最短的一塊板子，轉化在企業發展的概念上則是指：企業本身較弱勢的短板就是企業發展的最大阻礙。若我們從另一面來思考企業跟企業之間合作的方式，連結雙方面的長板，或是利用長板補足對方的短板，就能發揮一加一大於二的效益。

診所行銷透過聯盟方式建立醫療行銷雲端聯盟，利用長版理論的思維，有效創造出能與集團型診所抗衡的能量。

多數診所對於行銷聯盟的思考，可能會將對象聚焦在尋找不同醫療類型診所合作。倘若在整合中各家診所都希望只有自己診所是聯盟系統中唯一獨霸醫療類型的話，這樣最終只會讓整個醫療行銷聯盟失去價值。

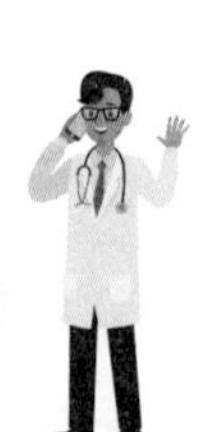

舉例來說，在臺灣雲林一帶有不少傳統毛巾工廠，在民國102年由一位在地工廠的第二代起頭，結合上下游工廠與幾家同業，以結盟方式共同建立觀光工廠，藉此吸引到更多消費者目光，讓整個毛巾夕陽產業轉而賺取觀光財。面對越來越劣勢的經濟現況，診所行銷也該拋掉舊有的競爭觀念，轉以競合的方式找出更多突破的可能。

所謂診所行銷聯盟，並非是建立一個網站把所有診所都聯合起來，而是嘗試透過內容行銷跟主題社群的經營，以「媒體」思維來增加每間診所優勢。

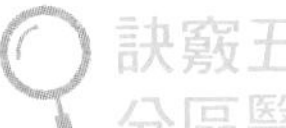

訣竅五：分區醫療聯盟用主題策展邏輯，強攻搜尋引擎

醫療行銷是相當容易切入的主題，因為今日的民眾多半都有養生、保健觀念，之所以多數診所行銷都無法有效發揮效益，是因為多數人真的都只知道「行銷診所」。或許有人會覺得很奇怪，醫療行銷目的不就是為了透過行銷，增加診所獲益嗎？直接行銷診所有何不對？

進行診所行銷時，正確思考邏輯應該是透過行銷診所本身的「專業知識」來獲取病患信任，進而提高診所本身獲利可能。

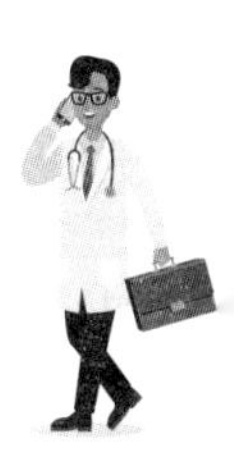

醫療行銷聯盟的建立，是為了整合各式各樣不同類別醫療院所，讓共同經營的平台都能成為醫療及保健「媒體平台」。這類整合模式可以在網路上找到，已經有某些主題網站在進行了。不過，這些平台並不是真的要以聯盟方式經營，當診所加入該平台，若想要有些曝光可能需要額外支付其他廣告費用，且平台本身也未必能提供診所有效曝光。

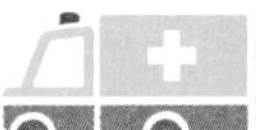

＊醫療院所雲端聯盟的運作建議＊

- **操作方式**：以私人診所本身自行串聯組成雲端聯盟，透過各別診所部落格內容經營，利用共筆的方式共同經營一個「醫療行銷主題平台」。
- **聯盟優勢**：
  1. 在搜尋行銷被動效益上，可增加雙方面被搜尋機率。
  2. 透過建立主題性社群，能協助各家診所在社群上延伸診所行銷優勢。

要完全落實醫療行銷雲端結盟的效益，除了「線上」聯盟外，「線下」實際溝通跟工作分野也是重點，這也是網路上**「醫療行銷主題平台」或聯盟**通常是透過第三方行銷單位來搭建的原因，以避免在溝通和分工時，落入不公的口實。

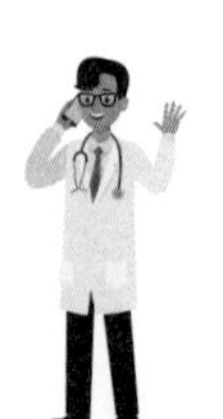

從單一診所行銷參與、增加醫療聯盟行銷，是否會讓診所擔心造成醫療院所額外負擔，或者平台有可能在行銷上偏重於某一家診所？事實上，只要規劃妥當，醫療聯盟行銷只是透過機制將原有單一診所行銷擴散，診所若能夠確實落實行銷的內容，自然可以從聯盟行銷中獲得更高成效。診所更可以透過聯盟的串聯，刺激原先對行銷不熟悉或不熱衷的診所投入，帶動彼此的共同成長，讓單一診所行銷真正升級為整體醫療行銷。

4-2 深化區域經營，建立差異化優勢強化分眾

區域分眾是現代行銷學中一個非常基礎的概念，也是目前行銷趨勢之一。運營以人為主體，且又強調區域性的醫療院所，區域分眾在行銷規劃上便顯得異常重要。在高競爭市場現況中，懂得找出診所自有獨特定位，與競業產生差異化，才能真正為診所建立出獨特口碑價值，讓行銷效益更放大！

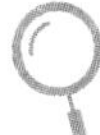

優勢切入一：醫療行銷差異化，學會從病患的行為模式找出切入點

病患在挑選一家診所做為醫療服務選擇時，究竟是如何思考？這個問題正是醫療行銷切入差異化的核心關鍵！要把這個問題

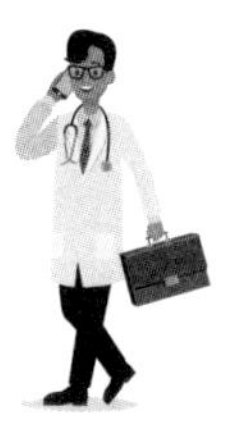

想通，其實相當簡單，行銷人員只需要把自己從專業的位置抽離，想想當你是消費者的時候，如何行動？圖 4-1 針對一般病患在網上尋找醫療機構時的搜尋行為分析，可以做為診所行銷人員的參考。

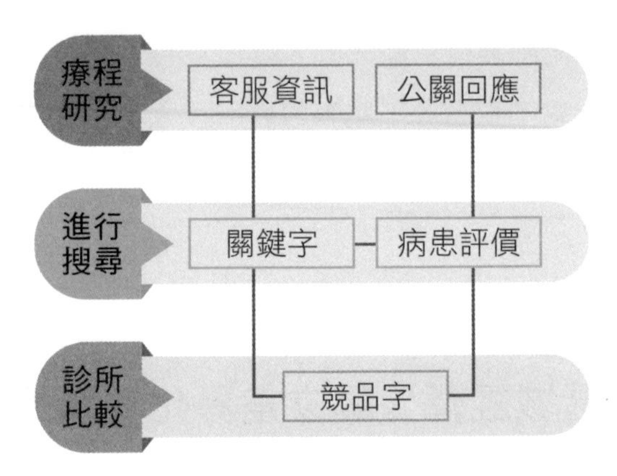

圖 4-1　病患尋找診所之搜尋行為分析

當病患進行搜尋行為時，大多都已經有既定療程需求，所以他們不會再鍵入模稜兩可的問題，而是會明確的透過療程關鍵字來尋找口袋名單的診所或收集網友對於療程的各種意見。

面對這些搜尋的可能，行銷人員應該在診所行銷流程中先行建置好對應資訊，包含以下相關資料：

{1}	{2}	{3}
病患能確實發現診所存在位置。	針對療程關鍵字，撰寫多少相關療程介紹。	相關療程中，觸及病患可能關切的問題有多少？

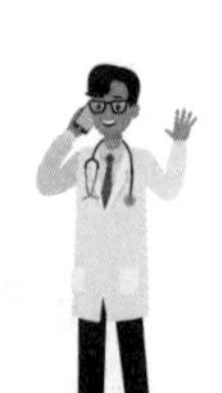

關於病患在網路搜尋行為，醫療行銷應把握的關鍵操作：病患評價的捕捉跟公關回應。

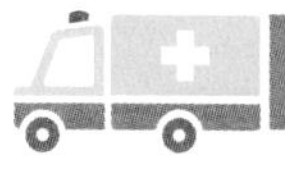

＊網路上評論操作要項＊

- **關　　鍵**：建立於信任之上的診所行銷，任何一個負面評論都可能影響病患求診意願。
- **操作要點**：1. 診所除了建立對自己有利的病患意見，亦須即時監控任何負面評論。
  2. 對於線上負評做出相對應處理或是官方回應。

完成上述行銷規劃，並不代表診所就可以完勝，這只是對診所行銷進行防禦的初步建立。想要讓更多受眾發現診所的存在並轉換成為病患，行銷人員更該進一步學會主動出擊，展現自身與競業間之差異。

優勢切入二：做好競品搜尋資訊探查，是差異化成功關鍵

在競爭激烈的醫療行銷市場中，該如何更有效讓病患發現診所的存在？

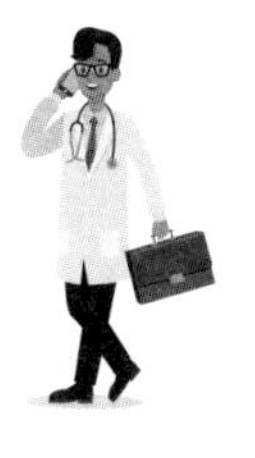

想要讓診所提供的醫療服務獲得最大化「有效」曝光，除了落實上述病患行為觸及外，同時還需要摸清楚目前競業品牌都是以什麼方式行銷醫療服務。

釐清重點：那麼多療程，哪些是診所本身特別具備的優勢？

1. **無論是具有醫師或是硬體技術獨特性，都該成為行銷主要核心亮點。**

   獨特訴求不能只是診所自己說，從初期到後期逐漸從媒體、網路口碑操作，到慢慢累積出實際病患意見評論。層層操作皆屬於實證優勢宣傳是行銷成功關鍵。

2. **針對主要優勢的醫療服務完成相對應布局後，其餘療程則必須針對競品推廣方向找出差異化切入點。**

   基本如價格、診療過程、注意事項、推薦等可延伸關鍵字外，有些時候用逆向思考角度切入診所行銷也是一種方法。當大家都說某些療程多好時，嘗試著從專業醫師而非行銷人員的角度談談各種療程與器械、材料優劣勢分析，除了更能打動已經有療程需求的準病患外，也可能有效地在競爭激烈的關鍵字當中，建立獨特的行銷價值。

有了上述準備，下一步則是要加強思考以下幾個問題：

1. **診所醫療行銷該如何有效脫穎而出？**
2. **除了自身優勢，懂得切入競品沒有思考到，甚至是忽略覺得不重要的各個方向。**
3. **已經找出優勢和容易忽略的問題後，準備如何切入分眾差異化行銷呢？**

以上有助於醫療院所行銷在區域分眾操作時，循序抓住重點和步驟的規劃。

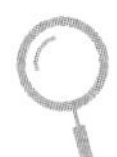

優勢切入三：避開熱門療程，從基礎打好區域市場

診所透過數位行銷，特別是搜尋引擎行銷等被動流程觸及消費者，必須思考病患都是以何種行為模式進行診所搜尋。一般來說，通常病患都會先從周邊醫院開始進行診所篩選，這時因為已經有既定口袋名單，因此診所經理人只需要確認當準病患找到官方平台時，可以看到診所好的一面。

其次，部分病患可能為了追求更好的醫療品質，選擇住家以外，但侷限於行政區內或周邊區域之醫療院所，此時搭配區域關鍵字及口碑推薦內容，就可以延伸出效益。

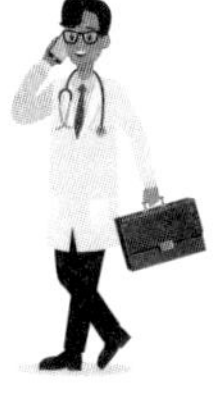

關鍵問題：究竟該以哪些關鍵字布局來觸及消費者？

一般來說，多數診所都會鎖定熱門療程切入，但當大家都一樣時，也代表競爭相對激烈。想透過 SEO 取得自然排序相對困難，關鍵字廣告競價也會提高許多。因此，嘗試從區域市場切入思考，針對多數診所可能忽略，但卻是多數病患需求之基礎需求關鍵字切入，各醫療院所類別可參考下列關鍵字列表：

▼ 表 4-1　各醫療院所類別基本關鍵字

診所類別	關鍵字建議
牙醫診所	拔智齒、拔牙、根管治療、牙齦發炎。
內　　科	流鼻涕、發燒、半夜發燒、拉肚子、肚子痛、肌肉痠痛。
耳鼻喉科	鼻塞、流黃色鼻涕、喉嚨癢、喉嚨痛。
眼　　科	眼睛發紅、眼睛乾癢、眼睛紅腫、眼睛脹、長針眼。
皮 膚 科	起疹子、青春痘、皮膚乾癢、皮膚脱皮、香港腳。

雖然說針對高價值療程透過投入成本以取得轉換，是正統數位行銷概念，但也該學會掌握基礎療程布局，從區域消費者捕捉到口碑內容建立，先打穩區域市場優勢，自然可以將診所品牌向外延伸，創造更多行銷效益。

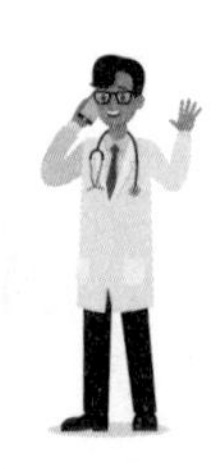

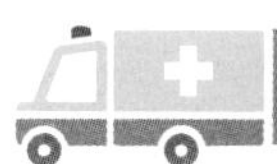

＊關鍵字操作的作用＊

1. 主要是先從區域市場捕捉出更多需求準病患；
2. 降低接觸陌生消費者所需投入的競爭成本；
3. 後續可透過客服提升病患回診的可能性，進而利用醫病信任捕捉到病患後續各項高價值療程需求。

4-3 分齡分眾市場，將成為醫療行銷關鍵戰場

分齡市場在醫療行銷中相當重要，卻也是容易被忽略的切入點。面對高齡化社會到來，越來越龐大的銀髮族市場，以及可以為診所帶來高終身價值的兒童市場，該如何有效切入？醫療院所穩固病患，分眾醫療行銷絕對是必須思考的數位行銷戰。

兒童市場關鍵一：成為父母的兒童醫療顧問，切入兒童醫療分眾開端

雖然說是鎖定兒童醫療市場，但挑選哪間診所還是交由父母決定，甚至對於這些父母來說，挑選小孩就診的醫院，還比找間自己看病的診所要來得重要。

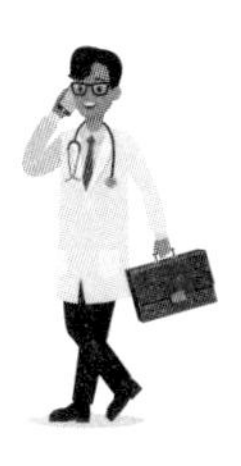

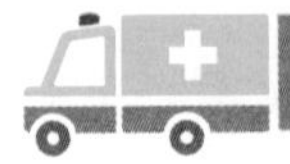

＊經營策略＊

鎖定幼兒醫療市場，有助於瓦解診所本身可能存在的區域限制。

對小型診所來說，多數都只能針對周邊區域進行行銷，單就一般醫療需求而言，多數病患並不會有特別跨區就診的習慣。但是若診所本身可以成為父母之間口耳相傳的口碑診所，對於小孩特別關切的民眾就可能跨區就診，只為了幫孩子挑選更安心的就醫環境。

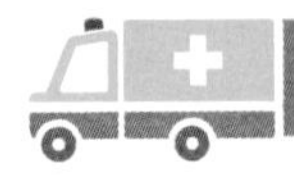

＊兒童醫療市場最有效的切入點＊

針對各種網路上常見到的各類「醫療謠言」闢謠。

包含了疫苗、兒童醫療保健，總會出現許多「鍵盤專家」提出各種非專業的意見，造成許多父母人心惶惶。針對這些具有相當流傳廣度卻不一定百分百正確的醫療謠言，透過專業角度提出說法，就可能有效搭上「話題」的熱潮，傳遞品牌聲量。無論是直接在公眾社群上回覆留言，還是針對兒童保健進行撰文發布於自有社群或平台上，都可能有助於品牌擴散發展。

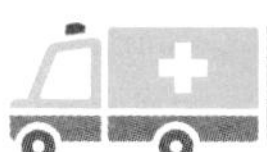

＊行銷原則與作用＊

- 行銷原則：以專業為基礎發言，有助於提升父母心目中對於醫師品牌的信任。
- 作　　用：1. 家長主動在網上覓得專業、安心求診環境，產生區域以外的患者開發；
  2. 可能因家長互相推薦擴散效益，為診所捕捉到更多的潛在陌生受眾。

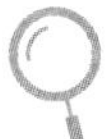

兒童市場關鍵二：建立兒童保健專區內容，打造「專家」品牌形象

有些時候想要取得父母信任並不是那麼容易，只靠一篇專業發文或是網路擴散，有時只是增加潛在病患接觸並認識品牌機會。想要讓行銷真正發揮效益，能夠有效讓這些可能具有高顧客終身價值的小病患都有效轉換，完整兒童保健資訊，絕對是醫療行銷重要執行關鍵。

以兒童保健來說，從新生兒呱呱墜地起，就有相當多防疫、傳染病預防及分齡醫療等保健需求產生，針對這一些可能觸及病患的療程服務，診所行銷人員是否都懂得於行銷流程中進行相關內容規劃？

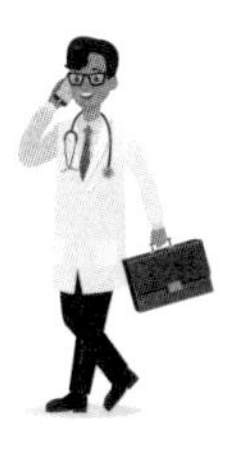

嘗試在自有平台上打造兒童醫療資訊專區，從日常保健出發，針對不同年齡層兒童提供不同治療建議及保健資訊建立，從關懷角度切入，將有助於提升診所品牌在父母心目中的專業形象。或可進一步透過兒童醫療專家角度建立相關社群平台，更可能有效透過分眾經營打造高互動社群。

懂得深入並持續在醫療行銷當中深化兒童醫療經營，透過高回訪跟高顧客終身價值取得，即便都是非自費療程服務，診所能取得的投資報酬率，可能超乎你的想像！

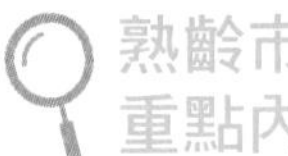

熟齡市場關鍵一：重點內容在醫療的預防推廣而非治療

熟齡商機時代來臨！臺灣已經成為準超高齡化社會，對於醫療行銷如何觸及熟齡消費者，是診所必須深入瞭解的。

面對消費者結構高齡化，新聞充滿各種與老年生活有關的議題、退休金、以房養老，其中更包含許多與醫療產業息息相關的醫療、保險、長照等議題。身處於醫療產業核心，如果想深入銀髮族的經營，應思考面對老年化的臺灣社會，該如何有效觸及熟齡商機，並做為診所持續營利之根本。

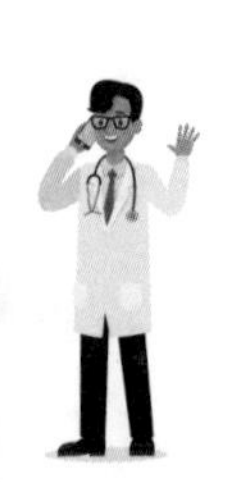

談熟齡商機，多數時候都會聚焦於「銀髮族生活當下」。以醫療產業來說，比起銀髮族受眾，針對邁入老年生活前建立相關保健醫療服務，可能有更大市場規模。

多數醫療院所面對熟齡商機，常以高價格療程為行銷重心，但從長期放眼醫療行銷，應該要思考如何放大每一個病患終身價值最大化，才是經營上策。

從獲利角度思考，高價療程強化推廣當然是提高診所獲利方式，但在這些療程之後，還有相當多保健療程服務是病患普遍忽略，甚至連醫療行銷人員都未必會重視的。

熟齡市場關鍵二：從重點療程延伸議題，觸及更多需求病患

除了談論老年銀髮族立即所需的療程服務外，多數病患普遍缺乏保健觀念，更是規劃行銷內容及流程時務必切入的重點。

臺灣老年群眾雖然普遍都有很高的醫療需求，但真正能在治療後持續做到維護追蹤、保健的人卻相當稀少，多數病患普遍認為治療結束就不需要定期追蹤及持續保健。

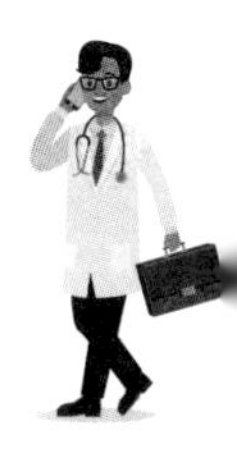

導正這些普遍存有錯誤的醫療觀念，正是醫療行銷人員建立品牌專業進而推廣療程服務的大好機會。以熟齡商機所需醫療服務為基礎，可以延伸出事前預防保健治療及後續追蹤健檢服務。

以牙醫行銷為例，多數病患都不知道植牙過後，如果沒有定期針對其他牙齒甚至全口進行健檢，可能會因為其他牙齒劣化造成假牙或是植牙受到影響，白白浪費掉龐大醫療費用。這類資訊落差，就是醫療行銷可放大病患價值的最佳切入方向。

醫療行銷雖然與一般商業行銷行為不同，但受眾都相同，即便多數時候病患因為不得不接受治療，不是「需要」而是「必須要」，但倘若能從「花費是為了節省更多花費」的角度切入，則可能為診所帶來更多原先只是「想要」，突然覺得「需要」的病患。

相同概念，針對熟齡商機，在行銷流程及內容規劃時，行銷也該學會轉換思考，旁敲側擊而不針對老年受眾及療程服務切入，或許能產生的效益遠大於直接推廣。

熟齡市場關鍵三：不只訴求迂迴，受眾也該迂迴觸及

就醫療行銷而言，直接針對欲推廣療程服務切入捕捉需求，當然最具效益。醫療行銷鎖定熟齡商機，普遍都鎖定高價自費療

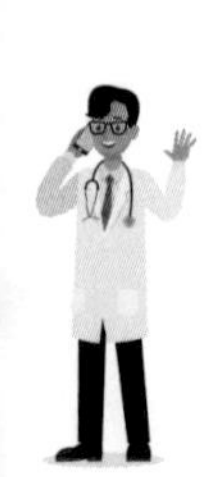

程，這類療程由於價格相當高，多數病患在接受治療前，除了詢問親友口碑意見，也有相當機率會自行上網找尋資料。

撰寫有關線上資訊的思考：內容該如何寫？要鎖定哪些人？

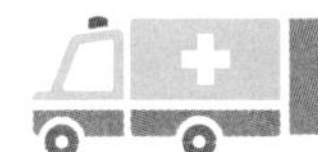

＊關鍵點＊

熟齡商機行銷內容，多數不是觸及病患當事人，而是透過對其親友植入行銷訊息後，加以引導轉換。

搜尋行為對多數銀髮族消費者而言，並非是慣性網路行為，但當老年人有相關醫療需求或問題產生時，其子女非常可能為其尋找相關資訊，因此在內容建置上可嘗試將受眾設定為子女，而非病患當事人。

同樣的操作可以運用在網路廣告上，如果醫療院所想發布廣告的話，透過數位廣告工具可設定受眾條件特性，也能以直指疾病問題核心方式撰寫相關內容。將相關訊息在 Facebook 上針對熟齡商機受眾進行投放，推廣兼具保健知識的內容，能吸引注意並引發擴散，為診所帶來更多可能轉換的潛在病患。

4-4 擺脫臺灣市場競爭瓶頸，從觀光醫療建立新市場

不只商業品牌積極西進南向談跨境，醫療產業切入國際醫療市場也早已不是新鮮事。醫療院所想進入國際醫療市場該如何切入？比較韓國、泰國兩個亞洲觀光醫療成功案例來分析，突破臺灣市場的瓶頸，就等於學會觸及更大國際醫療需求。

操作法則一：切入國際醫療市場，精準診所定位與優勢

醫療行銷於國際醫療發展上，逐漸成為未來趨勢。事實上，臺灣針對醫療全球化行銷已執行多年，也有「國際醫療全球資訊網」等平台資源進行資訊彙整。但這類資訊通常只能做到曝光，而無法真正起到行銷作用，更別提國際醫療主要是為了透過醫療行銷觸及更多國外病患。該如何讓國外受眾接收，並對資訊產生有感，才是行銷重點。

在探討如何針對國外病患行銷前，醫療院所要先思考一件事：醫療院所自身的優勢為何？今日成功的國際醫療案例，幾乎都不是以大眾市場做為目標。相當多人對於數位行銷都存在共通盲點，認為透過網路一定可以接觸到更大市場。

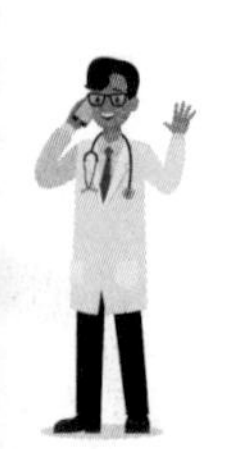

網路行銷的「大」並非等於「大眾」，而是指可以接觸到更多受眾量體，如國際醫療從單一市場跨入全球市場。

真正要發揮數位行銷效益，應該找出分眾醫療行銷市場，才能真正建立出行銷能量。就如同在國際醫療市場具有一定知名度的韓國，便是嘗試將整形外科發揮至極致的案例。

從大眾市場當中找到分眾定位，主要功能為：

{1}	{2}
鮮明化品牌特色。	**集中行銷預算策略和執行。**

如同所有的分眾行銷一樣，都需要精準的定位，行銷標靶發發命中，如此才能讓醫療院所在全球化市場當中找到最佳切入點。

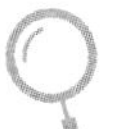

操作法則二：整合內部行銷資源，找出最有效切入模式

醫療院所的內部行銷資源是在進行國際行銷時，必要的基礎條件，除了各項醫療行銷工具外，更包含了醫療院所能提供的產

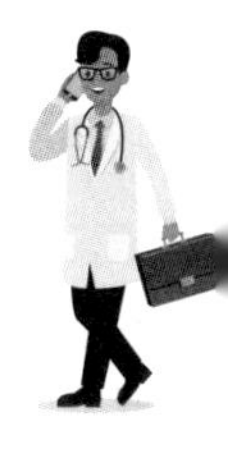

品服務。之所以需要先行整合這些資源，主要是為了分析自身於國際醫療市場之優劣勢。

在全球醫療服務市場上，國際醫療主要鎖定已開發國家，該國家人民相對 GDP 和人均收入較高，不過這些國家本身也有醫療院所，提供的醫療項目也都跟臺灣大同小異時，國外的病患在哪種情況下需要出國或到臺灣的院所接受醫療呢？整合內部行銷資源第一步，就在解決這個問題。

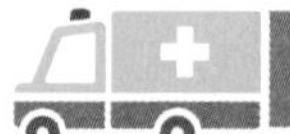

＊國際行銷第一步先問自己＊

1. 醫療院所本身是否具有任何「國際權威名醫」或「技術優勢」？
2. 在「設備」與「環境」上是否有獨特處？

這些「特點」就如同一般零售 B2C 要進行跨境電商時所須考量的問題，如果本身提供的商品服務並沒有過人優勢，消費者為何要捨棄自有品牌產品，挑選外來品牌？

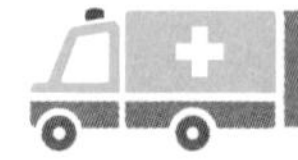

＊國際行銷第二問＊

在行銷工具及流程規劃上，與目前鎖定臺灣市場之進行方式有不同嗎？

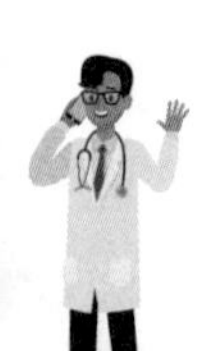

有別於鎖定臺灣市場，以主動推播搭配被動搜尋做行銷規劃的方式，鎖定國外市場的醫療行銷做法，則該以搜尋行銷捕捉病患醫療需求為重；另一方面，就如同許多傳統和電子科技業 B2B 在實體進行展會的模式，分別以技術報告、白皮書做為行銷素材，而醫療院所切入國際醫療行銷也該思考如何透過研討會、論文發表來展現自己的優勢。

除了內部資源整合，發展國際醫療有時也要拉進外部資源優化醫療行銷，才能表現出特有差異化。

操作法則三：整合外部策略資源，增加醫療服務賣點

提到國際醫療，多數時候都會與觀光醫療連結，病患除了跨國就醫接受治療外，同時進行當地的觀光旅遊。礙於時間限制，近幾年除了醫美、整形外科開始開發微創療程外，一般外科也會以創口小、住院時間短做為國際醫療主推項目，除訴求風險低之外，更能結合觀光旅遊提升病患選擇出國求醫意願。

當醫療院所嘗試發展國際醫療時，除了訴求醫療技術、環境及設備優勢，更該懂得整合外部產業資源，將醫療服務包裝為一個「套裝商品」，讓國外病患來臺不只是治療，更能產生其他價值。

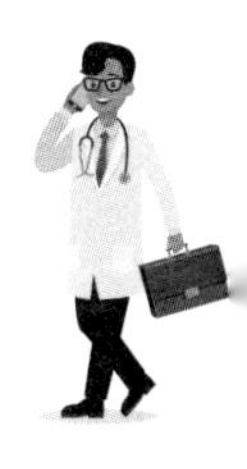

當醫療行銷內容不只是醫療服務時，整合其他外部資源，讓行程變得多元，對於一些比較柔性醫療類型如醫美，外部資源還可能成為吸引病患接受治療的主因。行銷時可以更主題化的方式表現，使其看起來不再只是枯燥的「醫療元素」，如果提供醫療服務本身並非硬性，還能以多元方式來包裝行銷主題，延伸出更多關鍵字觸及可能。

操作法則四：國際醫療主動行銷，從社群端創造當地口碑

另一方面，想要觸及國外受眾，「接地氣」在行銷上是很必要的。利用社群平台做為推廣工具可以有效觸及國外消費者，創造出當地的口碑。

目前全球社群媒體，扣除中國市場，Facebook 是經營國外市場最常利用的工具。對於多數醫療行銷人員來說，臉書應該是非常熟悉的工具，透過 Facebook 廣告更可以有效捕捉到該地區受眾，將資訊投放到正確潛在病患眼前。

除了 Facebook 外，不同國家也可能存在熱門社群，如中國因封鎖臉書所以主要社群為微博，日本又比較盛行 Twitter，瞭解各國家社群發展現況，也是利用社群「接地氣」的關鍵要素。

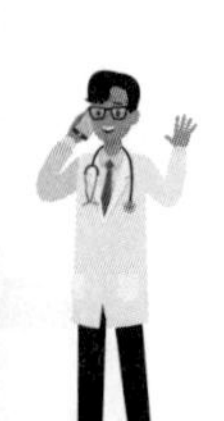

▼ 表 4-2　全球較多人使用的社群軟體

Facebook	臉書。目前國際間使用者最多的社交平台，近年使用年齡逐漸偏高。
Plurk	噗浪。臺灣、日本、印度使用者不少。
Twitter	推特。國外很多人使用，特別是名人（川普最愛用），美國、日本比較盛行。
微博	與推特類似，是中國大陸的社交網站。
Google+	Google 自家的社交網站，類似 FB，但沒有粉絲團功能。
Instagram	簡稱 IG。以分享照片、短片為主的社交網站，國內外都有人使用。
YouTube	影音分享平台，全球用户最多的視頻網站。
Flickr	Yahoo 旗下的照片分享網站，與 IG 一樣。

除了透過社群捕捉潛在受眾外，談觀光醫療當然需要一些實際案例來增加病患信任。尋找一些當地知名部落客、網路名人合作，邀請對方到臺灣進行療程、旅遊，並將整個過程記錄下來，也是一種醫療行銷推廣同時導入口碑的做法。大家所熟知的韓國醫學美容需求型服務，也都是利用「網路名人」來做引導，帶動民眾「風氣」優化後續推廣。

上述做法，都偏向於主動推廣，醫療行銷歸根究柢還是建立於需求及信任上，想更進一步觸及深化需求受眾，搜尋行銷絕對是數位行銷流程必要關鍵。

操作法則五：被動搜尋環節，鎖定重點需求受眾植入臺灣醫療優勢

觀光醫療看似已經被特定國家以指標性醫療服務方式壟斷市場，如同一般商業數位行銷，想提高市占率最快方式，就是想辦法將競業市占搶奪過來。

＊原則＊

針對民眾已經有基本觀念，僅存在本身市占及名氣還不足時，搶占潛在需求受眾目光的最佳方式即是透過搜尋。

醫療行銷想深入搜尋引擎全方位捕捉受眾，都需要建立好著陸機制，不管是利用正式官網，還是建立一頁式網頁結合診所部落格，成功與否關鍵都在置入正確內容。與針對臺灣市場開發，直接鎖定醫療需求或是延伸病患問題有些不同，當行銷重心是擺放在觀光醫療時，所切入的核心應該是清楚告訴精準需求受眾「你的優勢在哪裡」。

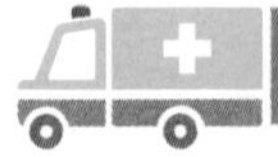

＊建議方法＊

以具相當知名度之競業當支點，可使醫療院所在被動搜尋中開啓醫療行銷。

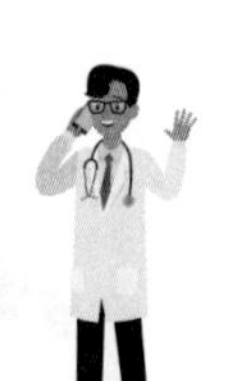

操作競品（競爭品牌）關鍵字，並不是直接攻擊同業，而是維持從需求病患出發，中立比較選擇到臺灣進行觀光醫療的優勢。除探討臺灣醫療優勢外，如旅遊這類比較柔性訴求也可以切入探討，進而逐漸從廣到細地導引帶出診所本身優勢。

任何數位行銷都會受限於使用的平台不同而有不同效果，被動搜尋行銷本身也會因為目標市場不同而有平台機制差異。但在技術面外，回歸醫療行銷核心，觀光醫療在國外推廣前，還是要先深入瞭解整體市場，深入消費者需求及瞭解競品現況，做足功課才能提高致勝機會！

醫療行銷看似建立在硬需求上，沒有消費者不買單問題，但礙於法令限制，療程相當難以讓人從字面上感覺到「有效」；加上面對醫療產業高競爭現況，病患即使要就診也未必要選擇你，這時該如何在市場當中找出優勢地位？深化品牌經營是一條非常可取的途徑。

5

CHAPTER

醫療行銷深化品牌經營，消弭醫病緊張關係

5-1 醫療機構品牌是帶動診所成長關鍵

銷售產品較為敏感的醫療行銷，該如何在不觸及法令限制的同時，帶來有效「獲益」，是相當多醫療院所行銷人員都頭疼的問題。山不轉路轉，醫療院所行銷不一定都要放在產品上，即使規模大小不如中、大型醫院，醫療院所也可以就品牌在網路上大做行銷。

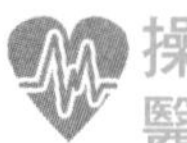

操作法則一：醫療院所重視品牌口碑，才能扭轉推廣劣勢

有別於過去醫療院所大多都是以健保服務為主，現有相當多如醫學美容、牙醫、整形外科，甚至是婦產科，在健保流程之外還有其他自費療程，或者如月子中心等附加在醫療之外的自費服務，這些可以為診所經營產生額外獲益的療程及服務，是醫療院所開始重視診所行銷的主因。

不過即便是非健保給付的自費療程，依然屬於醫療服務，相關廣告推廣都必須受到規範限制。當你的行銷主軸放在產品及服務之上，那麼就不能提及療效；但如果是討論醫療跟療效的內容，又不能曝光產品及服務的訊息，真是好叫人為難。

單就這個限制，就已經無法用一般的商業行銷思維來切入診所行銷執行上。想要真正讓行銷產生效果，醫療院所行銷人員必須要有不同的認知。

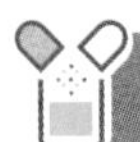

＊醫療品牌行銷新認知＊

必須讓每一個潛在消費者或準消費者，先對醫師及診所品牌產生信任，就能更有效的串聯經營層面，帶來醫療行銷效益。

想要達成這樣的效果，又該如何進行？

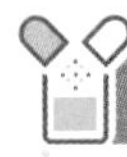

＊醫療院所品牌行銷根本＊

嘗試深入建立關於醫師跟診所的品牌口碑。

如果要將口碑行銷應用於診所行銷之上，使用一般商業品牌的操作方式，可能會產生效果，但卻也可能引起極大爭議。多數口碑行銷都是利用網友或意見領袖言論影響力來建立口碑擴散，以一般商業服務來說，消費者可能因為網友意見而產生購買，若不是產品本身存在嚴重瑕疵，並不會有太大爭議。但將此置換到醫療服務，這種操作口碑雖然有轉換機會，卻沒有病患發自內心推薦的「真實口碑」來得有效果。

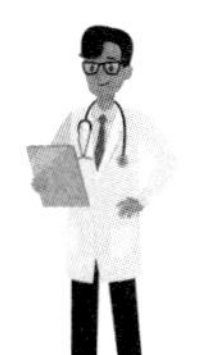

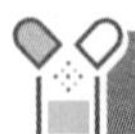

＊品牌行銷要點＊

1. 要發酵出真實的口碑，必須將診所品牌與醫師品牌整合，讓更多病患因好奇而嘗試後，透過診所醫療服務來加以落實期待。
2. 當行銷與診所本身的經營達成連結時，診所經營面的正向口碑自然就會產生。

雖然品牌行銷無法帶來立即獲益，但如果想透過診所行銷帶來永續經營成效，甚至降低醫病關係矛盾，就別追求短期效益，應該利用網路行銷捕捉更多「信任」自己的病患，才是診所行銷正確思考。

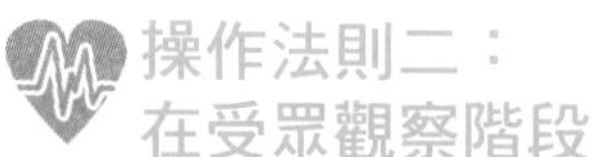

操作法則二：在受眾觀察階段，要全方位建立病患信任

醫療行銷談成效，首先必須讓病患願意踏進診所。從醫療產業分析，透過親友擴散口碑是最根本的方式。但隨著消費生活習慣逐漸改變，也衍生出其他可以觸及到潛在消費者的方法，並讓醫療院所可以從觸及階段就植入診所品牌。

民眾會有醫療需求情況發生，大致可分為兩種：一是對方已經有「明顯」醫療服務需要；其次則是本身並沒有意識到有醫療需求，或者並沒有清晰的治療目標，但有身體不適症狀。上述兩種消費者行為，分別稱為「顯性需求」及「隱性需求」，多數行銷人員都是鎖定前者，但後者更能有效傳遞診所品牌價值。

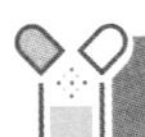

＊觀察階段品牌信賴度的建立＊

想透過醫療行銷在觀察階段建立診所品牌信賴，應主動提供「有價值」資訊，利用被動行銷捕捉病患需求，滿足其需要。

何謂有價值資訊？對一般民眾來說，醫療知識就是有價內容，因為這正是他們生活所必須，卻未必理解的領域。因此發揮自身專業，無論陳述知識多麼一般，即便是醫療基本觀念，對一般民眾來說都可能相當實用。接著進一步延伸探討療程與病患間關係，在不銷售的前提下，大方提供各類對病患來說有益之訊息，就是一種醫療內容價值。

從被動行銷角度切入，醫療行銷人員要提煉出病患所有可能的醫療服務需求，並事先建立好相對應內容承接，關鍵在於這些內容必須為病患解答疑惑或滿足其需求。當上述條件成立，病患自然會感受到診所專業，進而透過醫療行銷提升診所品牌形象。

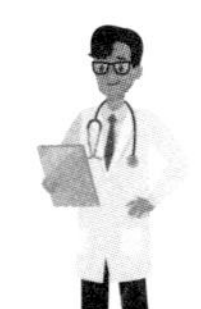

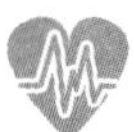

操作法則三：醫療服務階段，透過服務流程設計讓病患感受診所用心

無論是一般商業模式還是醫療產業，想讓消費者願意再次接受服務，得要先獲得他們認同。病患認同取決於診所本身療程服務是否扎實，這類醫療品質、人力配置工作，雖然屬於醫療管理範疇，但卻跟行銷連成一氣、相互影響。

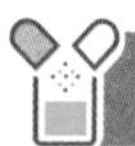

＊思考要點＊

想讓病患「回診」，要「學會」提醒病患。

1. **用叮嚀、提醒相關保健深化印象。**

   醫療行銷「回購流程」並非是真要病患回醫院「再治療」，而是著重於「保健」勝於「治療」，透過貼心叮嚀深化病患對診所品牌印象，就如同汽車每年固定要回廠保養，才能避免後續昂貴維修。相同概念在醫療院所也行得通，診所要學會建立客戶服務機制追蹤、提醒病患各項相關保健資訊。

2. **從「療程」延伸切入，關懷也是一種品牌方式。**

   以醫療行銷角度探討，必須建立一套機制，從病患完成療程服務後的「狀況關懷」到「注意事項提醒」，讓他們將保健觀念深植於心中。如此，才能真正做到「不行銷」卻能從中獲取行銷效益，甚至透過客服關懷，讓病患感受到診所品牌。

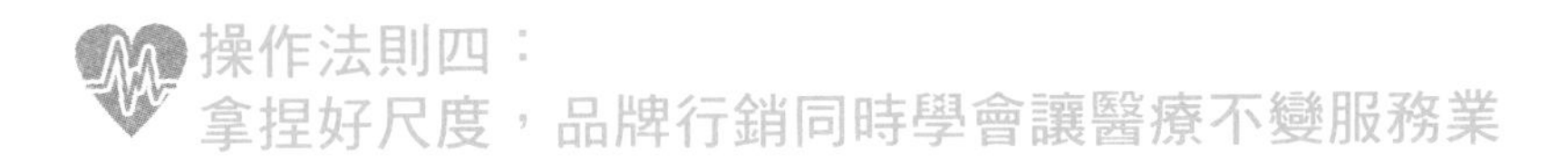

操作法則四：拿捏好尺度，品牌行銷同時學會讓醫療不變服務業

談服務，就要特別注意護理師是否在進行病患服務時拿捏好分寸，而不是用過度服務期待吸引病患，讓醫療業淪為另一個服務業。最正確的做法，應該是從醫療服務的介紹到受眾觸及，學會以「專業」為主要訴求，讓更多「正確」病患進入診所，如此才是正確的診所行銷執行。

部分醫療院所都會誤將診所行銷的重心擺放在告訴消費者診所的環境有多麼舒適、服務又多麼貼心。同樣的宣傳方式，如果將醫療服務抽掉，原則上這些環境內容無論是擺放到餐飲服務，還是其他的服務業種，似乎都是可行。

上述的做法，會容易讓消費者落入「服務」優先於「專業」的盲點當中。雖然透過服務提升或是診所舒適度宣傳，可以讓更多人因而想要親自體驗，但更為正確的做法是讓病患因為信任診所，或是醫師專業而選擇初訪，甚至是回訪。做為診所連結消費者樞紐的護理師，則是最應該懂得拿捏尺度，並建立正確連結的關鍵角色。

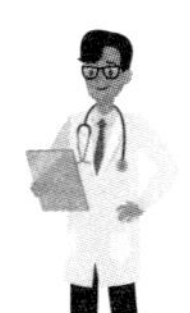

現實醫療院所中，護理師可能的劣勢在於本身沒有太多決定權，甚至對於醫療專業方面的理解，也不如其他醫技專業人士來得專精。但相對來說，這表面上的劣勢，卻可能也是另一個更能在診所行銷當中有效觸及病患心理的優勢。

＊護理師的反向操作＊

抛開醫療專業、環境、服務等表面訴求的包袱，將自己化身為病患，從消費者心態去思考，透過診所行銷，取得更多病患認同。

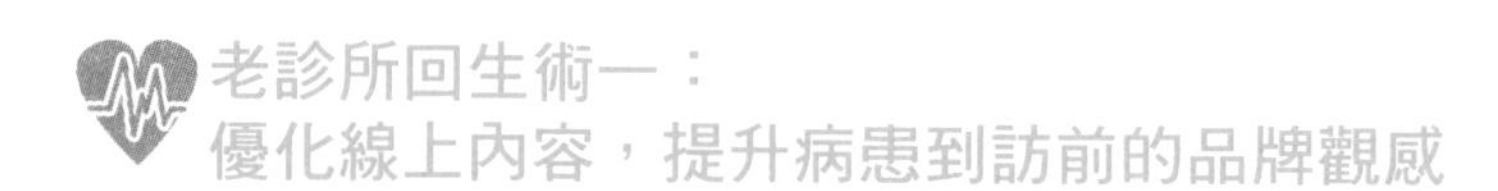

老診所回生術一：優化線上內容，提升病患到訪前的品牌觀感

若醫療院所明白官方網站及線上任何內容都屬於觸及病患的初步環節，那麼搜尋自家診所會呈現出哪些內容，行銷人員是否都清楚？醫療院所不只是要確認自己診所線上內容，更要進一步查看區域內競業官網、各種網路內容，嘗試跳脫象牙塔，平心而論相關內容是否具有更多優勢？

有很多醫療院所，特別是一些在線下已經有足夠病患的老診所，通常對於診所環境與數位內容都不會格外重視。或許忽略這些環節，對老診所來說並不會產生立即危機，還有一種可能是因

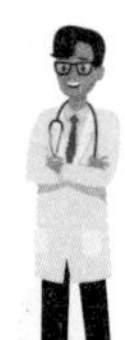

診所小而美，不像一些新穎診所可能每個月必須面對龐大的經營壓力。但診所經營者仍須深思一件事：縱然有品牌知名度可以支撐老診所營運，但如果始終沒有辦法吸引年輕病患到診，那麼診所終有一天也會面臨問題，而無法延續經營。

老診所在診所品牌上應該是具備口碑優勢，而且特別是在病患親友之間的口碑。這也凸顯了老診所的危機：當消費者不熟悉這些線下口碑時，單從線上評價一家診所，是否可以感受到老診所品牌價值？

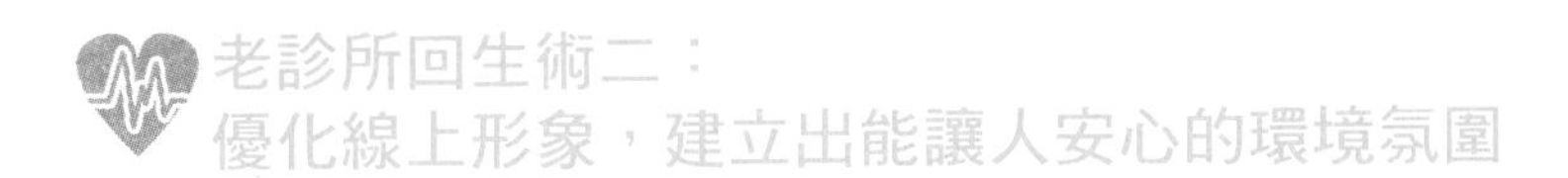

老診所回生術二：優化線上形象，建立出能讓人安心的環境氛圍

很多老診所本身可能完全沒有任何線上官方平台，這基本上就已經失去行銷競爭力；或只有經營臉書粉絲專頁，但是粉絲團上所擺放的照片都是用手機拍攝，照片也表現不出診所該有的明亮感，如此內容該如何改變讓陌生病患有信心前往就診？先改變陳舊形象的作風，可以讓病患感覺到「有心」、「不馬虎」，而覺得比較安心。

這些過去診所普遍認為不重要的元素，面對未來越來越多從小就生活在網路上的受眾，將會是經營診所品牌不得不面對的改變。

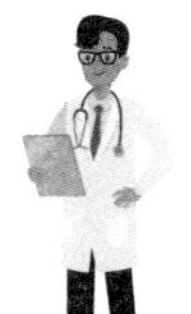

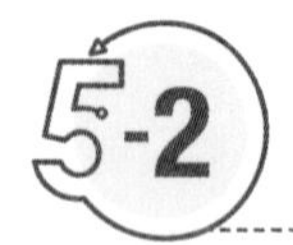

5-2 自媒體時代，醫師都該懂得經營個人品牌

資訊發達時代，任何人都可以透過部落格、社群發表意見，甚至成為意見領袖，掌握專業知識的醫師更可能成為知識網紅。即便醫師並未想要「自行創業」，醫師個人品牌也是醫療行銷最銳利的「武器」。醫師品牌與醫療機構品牌相輔相成，在執行醫療行銷工作時，應該要懂得如何成功的經營它。

操作法則一：開業行銷的捷徑，透過數位行銷經營個人品牌

各行各業都吹起創業潮，特別是今日各種網路行銷方法、工具逐漸成熟，電子商務大環境也十分完備，創業當老闆不再是必須具備豐富經歷或財富才能做的選擇，醫療產業也是如此。

據媒體披露：現在無論是薪水或工作環境，醫師的條件都已經不如當年那麼優渥，因此，醫師自行開業的「診所創業」方式也成了許多醫師改變現況的選擇之一。即使收入不一定會比在大型醫療院所來得多，但至少工作的時間跟壓力會比在大醫院從業時改善許多。

雖不求收入多寡，但創業就該維持基本獲利。另外，醫師自行開業除了自己的收入之外，診所、護理人員等硬體、人事及各項開業所需開銷，都是經營上需要承擔的。如果診所本身默默無名，甚至根本沒有病患前來就診，又該如何維持？

一些年輕醫師陷在薪水跟生活品質的兩難，雖有心想突破現況創業，但因為沒有足夠的經歷與頭銜等背景支持，自覺默默無名，見許多學長紛紛開業，而自己卻始終不敢踏出那一步。

對於熟悉網路跟各項網路平台工具的年輕醫師來說，嘗試透過網路行銷開始累積自己的網路口碑，就是一個扭轉資歷不足及醫師薪水困境的方法。

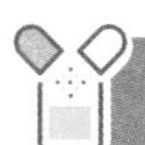

＊年輕醫師品牌訣竅＊

嘗試用醫學專業，逐步累積出醫師創業的能量。

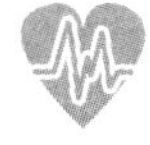

操作法則二：用專業建立信任，打造網路口碑聲量

通常在醫師自行開業過程中，相當多年輕醫師都有相同盲點，就是認為必須累積出足夠經歷或夠高頭銜，才有創業本錢。事實上，今天病患之所以選擇知名醫院出身的主任級以上醫師看診，根本上來說是因為對醫師不熟悉，因此不得不選擇資深醫師。

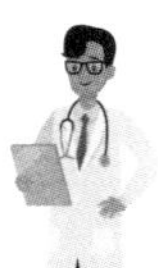

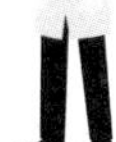

想要改善既有醫師薪水與工時不成正比的問題，年輕醫師該思考如何透過本身熟悉的網路，嘗試藉著網路行銷建立出自己的網路口碑，為突破頭銜、名望迷思，找出機會點。

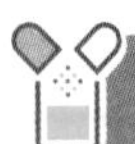

＊年輕醫師自行開業成功與否的關鍵＊

對於年輕醫師來說，即使還沒有自行創業，從成為醫師的那一刻起，就應該開始累積品牌口碑。

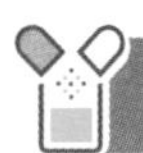

＊醫師專業形象操作要點＊

讓自己在社群、論壇上逐漸累積出知名度，並成為醫學界的網路紅人或是意見領袖。

在現實生活當中，一個醫師必須要有足夠的資歷才能引起他人注意，但是在虛擬網路上，你只要能夠協助網友解決他們在疾病跟醫療的各種問題，就算是一個默默無名的年輕醫師，也可能逐漸累積出一群信任自已而追蹤自己的「粉絲」。

當有一天這個年輕醫師自行開業時，這群在網路上的信任群眾，自然就成為醫師最鮮明的招牌。

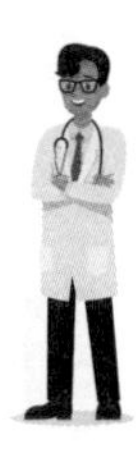

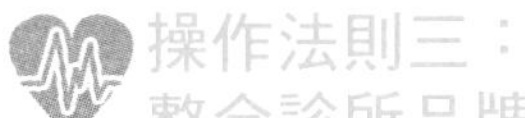

操作法則三：整合診所品牌經營，從醫師品牌延伸分眾效益

醫師品牌之於醫療行銷是相當重要的元素，雖然對陌生訪客而言，診所品牌通常是目光聚焦起點，但回歸根本探討醫療行為時，還是由醫師來為病患進行治療。與其說口碑是建立在診所品牌上，診所口碑行銷重心更應該是擺放在醫師品牌上才是正確思維。

現在有相當多醫療院所不像以往都是單一醫師獨立執業，而是由多個醫師共同開業服務病患。聯合看診可藉多醫師品牌建立，透過醫師各自的療程專長、風格等多品牌特性建立出分眾，可讓診所觸及更多元的病患類型。

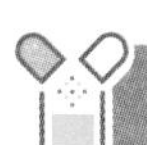

＊多醫師多品牌的行銷策略＊

1. 以多個門診為診所帶來更多獲利可能。
2. 在線上數位行銷作業可依據品牌特性不同，建立出分眾行銷策略。
3. 從內容分眾角度切入，進一步根據診所可觸及不同的群眾，建立精準行銷。

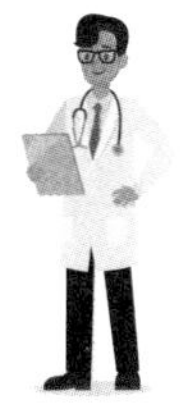

診所可依病患年齡層進行市場區隔，就醫師專長特性，建立不同行銷平台來進行分眾行銷，以求口碑行銷更精準。

如此做法，並非是指該醫師就只能針對某種特定療程做服務，而是透過品牌溝通簡化，降低病患認知診所及醫師品牌決策時間，協助診所更快速獲得到診轉換，進而再透過療程服務產生自然病患口碑，延伸出實際口碑行銷效果。

操作法則四：主動行銷環節，透過主題社群建立植入醫師品牌

如果醫療院所想挖掘新的醫病關係，利用當前主流之社群廣告推播，觸及潛在病患的效益並不大，社群對醫療院所來說，用來經營既有病患或觀察群眾是比較實際的做法。然而，也不能否認社群本身匯集了許多不同受眾於平台上的活動，如果懂得妥善利用，還是有從中建立出社群獲利的可能，只是要用更迂迴的方式，與潛在病患建立關係來植入醫師品牌，才有機會取得轉換，進而獲得口碑行銷延伸。

社群上經營醫師品牌的迂迴做法：利用「主題內容」吸引潛在受眾加入。

透過內容行銷及主題分眾方式，針對不同療程對應可能分眾，或依據療程連結病患需求來規劃社群主題，利用「主題內容」吸引潛在受眾加入，達到不行銷而行銷的效果。

此做法必須先從主題平台口碑行銷切入，在民眾都對專業開始產生信任後，適度植入醫師品牌行銷內容，來取得潛在需求病患轉換機率。於經營初期，除了必須建立專業資訊吸引受眾關注並互動、擴散外，無法立即取得轉換更是相當多診所在意的問題。

迂迴操作的成功與否關鍵在於醫師品牌內容植入方式，如果只是突然放入一則推廣訊息，只會被判定為廣告而被漠視，甚至可能因此讓整個主題內容行銷無效化。較為適當做法，是透過醫師品牌部落格建立，植入專業資訊進行品牌推廣。

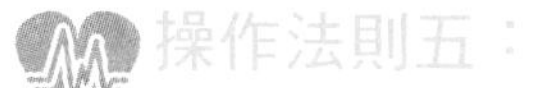

操作法則五：
針對醫師品牌結合特定療程，深化分眾、簡化內容

醫療數位行銷相當重要環節之一，是建立在搜尋行銷流程，而要觸及這些搜尋潛在病患，靠的就是內容平台建立。

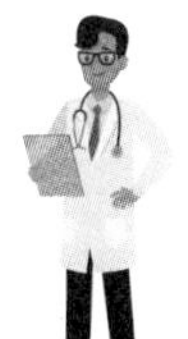

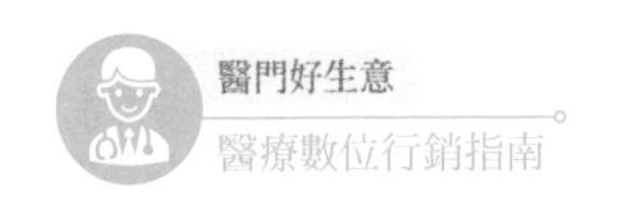

內容平台建立原則：

1. **以獨立部落格，簡化平台資訊。**

   到底要將內容建立於診所官網？還是另外開設內容部落格？相信是許多人共同疑題。之所以會將這些醫療資訊內容另外獨立開設部落格，最基本的原因是要簡化平台資訊，讓到訪平台受眾都能更快找到想尋找的內容，以提高其接收內容的深度。

2. **以不同醫師區隔分項專業和受眾，引導溝通。**

   當行銷內容並非建立於診所官網，而是獨立以平台呈現時，更可進一步依據不同醫師品牌建立不同內容部落格，為每一個醫師建立獨特受眾區隔或主題分類，透過獨特品牌形象做為初期品牌溝通切入點，有助於引導需求消費者進入。

此做法除了能結合主動推廣機制，也可做為植入推廣機制，內容本身可以觸及搜尋行銷效益，更是建立內容平台主要重點。

藉由主題及受眾收斂與歸納，全方位針對各種療程知識及對應消費者需求建立內容，透過觸及潛在病患，同時也讓他們接收醫師品牌。當病患對醫師信任建立完成轉換，或在病患觸及內容時，因資訊具實用性而分享擴散，社群所產生的自然口碑也就達到該有的行銷效果。

當診所內部有多名醫師共同看診時，與其以單一診所品牌推廣，讓民眾不知道該如何選擇達到分散效益，不妨嘗試從多醫師品牌切入分眾行銷，透過專業建立病患信任，進而延伸出自然口碑行銷推廣效果，或許更能發揮倍增效益！

5-3 行銷白色醫療，避免讓品牌染黑陷危機

對商業品牌而言，陷入品牌危機有時可能成為轉機，但對醫療院所而言，品牌危機一定會讓民眾對醫療專業產生質疑，使診所未來發展遭遇極大限制。特別是在網路時代，任何負面消息都會被記錄、保留，面對品牌危機，該如何從醫療行銷角度切入處理？

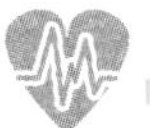

品牌危機處理一：建立正確面對態度

醫療產業於行銷推廣階段，除本身於行銷使用的素材及操作過程中，容易踩地雷引起爭議外，在今日醫病關係相對緊張的背景下，有時造成病患期待過高，反倒是一些診所品牌危機發生的主因。

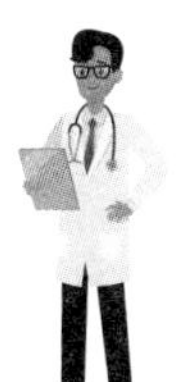

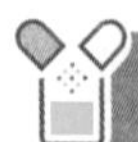

＊部分網民因消費產生負面經驗的處置方式＊

消費者或病患覺得產品或服務有些不妥或是瑕疵時，並不會主動尋求官方協助，而是直接在自有社群、部落格平台發文，甚至在網路論壇、臉書社團等公眾或不公開社群中發表負面意見。

當醫療糾紛是由消費者透過社群方式曝光時，診所本身是處於被動狀態，甚至有時等到官方知道有醫療糾紛產生時，已經是在社群產生相當程度擴散後，被數位媒體刊載，或有一群網友湧入診所官方平台留言攻擊後，診所才接收到品牌危機訊息。

絕大多數診所不可能聘請一名公關人員，來負責進行診所形象建立及品牌危機處理。當然，一名優秀公關職責所在並非是在危機發生後，漂亮又俐落地進行危機處理，而是在危機未發生前，就先抵擋各種可能危害因素。從此觀點出發，若是由診所行銷人員擔負品牌危機守門員，也是理所當然的，因為排除行銷流程可能帶給病患的錯誤期待，也是品牌公關的關鍵之一。

雖然說預防危機發生才是避免品牌危機發生的根本，但倘若錯誤已經發生，危機就在眼前一觸即發，行銷人員必須明白如何正確面對可能對醫療院所造成極大傷害的危機。

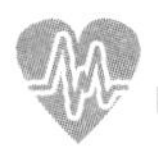

品牌危機處理二：快速回應及辨識危機強度

社群時代品牌危機處理速度必須比過去還要快速，因為今日資訊擴散速度已經不再是傳統媒體時代可以比擬，特別是在Facebook等社群平台，一個按鍵就可以立即讓訊息瞬間擴散到數百、上千人眼前時，許多大企業即便早已習慣品牌公關操作，也都未必可以做好即時應對。特別是醫療行銷，因為醫病關係緊張及民眾對醫療人員專業和服務都存有高道德標準，更是放大品牌危機的關鍵原因。

為了避免危機被放大和急速擴散，醫療行銷人員必須在發生危機當下立即拉警報，進行最快速處理。所謂「快」，並非是在第一時間就進行道歉，而是官方必須立即回應，表態診所方已經接收到訊息，並會儘快面對處理。

品牌危機發生時，最大錯誤是在尚未搞清楚狀況前就道歉，特別是醫療產業，當官方已道歉，等於向大眾昭告「我們有醫療行為疏失」，就算事後將整起品牌危機調查完畢，發現自己沒有任何瑕疵也無法完全挽回，反而會讓網友覺得醫療院所在辯解、推托。

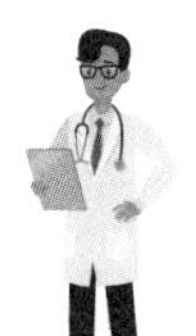

因此，在面對品牌危機時，首要工作是立即研判危機本身對於診所品牌影響強度。雖然有別於一般商業行銷，行銷人員或院所經理人可以從圖 5-1 所示之負面口碑強度整合分析危機處理「適宜性」，醫療行銷必須以高強度面對危機，只是同樣都是危機，卻可能有強度差異。民眾期待過高、雙方療程溝通不確實、客服流程出問題，或者是療程本身真有瑕疵？不同危機發生原因，都要以不同方式面對。

網路負面口碑危機性評估

評判指標	負面口碑危機性 →		
發文平台	官方網站	自有社群	公開論壇 他人媒體
發文者身分	一般網友	品牌消費者	意見領袖
負評數量	非針對性 一、兩則	單一議題 出現多則	於多處平台 大量渲染

圖 5-1　負面口碑危機強度研判

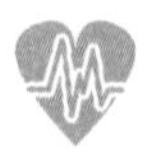 品牌危機處理三：關鍵在準確還原問題全貌

品牌危機處理特別是在醫療行銷上，絕對不能將結果全部導向「道歉」做結。當問題已經不只是醫病雙方糾紛，而是已經鬧

上社群平台成為「社群危機」，或是已被媒體關注成為「品牌危機」，若處理不當，其結果就是日後網路上的任何搜尋，這起事件的負面訊息將始終伴隨診所品牌不斷出現。

因此，比起為了快速將眾怒及媒體擴散壓下選擇道歉，更該讓「真實狀況」還原，避免未來網友求診搜尋診所品牌時，發現任何診所負面資訊出現。

品牌危機處理之所以必須先做好危機強度判定，其目的是希望避免上述問題發生。撇除醫療本身瑕疵、醫師個人道德爭議等重大事件外，醫療行銷在危機處理上都務必做到「不卑不亢」。

針對危機類型做強度分析，診所必須具備正確邏輯，分析該如何「適宜」處理品牌危機。

醫療危機分析要素：

{1}	{2}	{3}
危機發生原因、類型和強度。	**危機可能對診所帶來多大損失。**	**要花費多大成本來解除危機。**

將上述 2.、3. 項相減，結果必須為零或為越小越好的正值。也就是說，不要認為危機之後診所不會有任何損失。此外，面對危

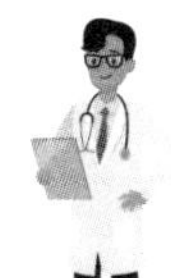

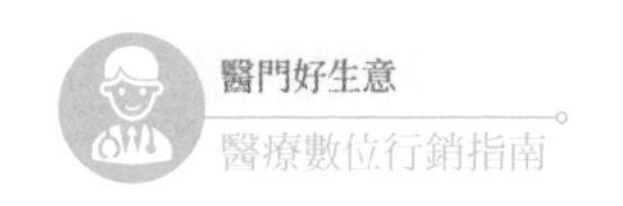

機及處理方案不能讓診所立即產生重大營運影響，甚至讓診所品牌從此與「負面」產生連結。

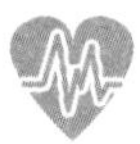

避險原則一：避開爭議及危機，做好品牌危機處理

最佳品牌危機處理方式，是從初期就避開危機發生可能，尤其是醫療行銷。任何與診所品牌扯上連結之負面消息傳出，都可能引起病患對於醫療專業質疑。有些時候即使事先做好把關，因為醫病認知不同，可能產生的醫療糾紛難以避免，就須品牌危機處理的介入。回歸醫療行銷基礎，公關或行銷人員應積極思考如何讓品牌不會與任何負面危機產生連結。

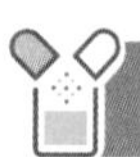

＊廣告宣傳基礎原則＊

選擇以正確方式進行宣傳溝通。

許多醫療院所為了增加廣告聲量乃至於提升診所病患數量，都會利用「爭議」方式進行宣傳。日常看到許多廉價的醫療行銷，刻意強調療效甚至以比較方式進行廣告，非常容易讓診所陷於品牌危機。違反政策規範被罰錢事小，如果因為廣告有誤導病患或是讓人產生過度期待，則可能因為醫病認知差異而產生對診所最致命的醫療糾紛。

醫療行銷究竟該如何做，才能同時取得廣告聲量又不至於起爭議、引發品牌危機？

醫療廣告聲量品牌原則：

{1}

回歸醫療基本訴求，以醫療專業為主軸，引導病患正確就診觀念，就能避開爭議。

{2}

在預算及獲利可行前提下，盡可能讓宣傳符合廣告政策許可範圍。

{3}

關鍵在避免讓病患有過高期待而將失望轉為品牌危機。

{4}

任何廣告宣傳避免讓人對品牌產生負面觀感。

不想讓醫療行銷反成為品牌危機開端，就該避開錯誤宣傳方式，話題行銷是首要摒除的品牌推廣方式。

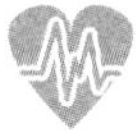

避險原則二：不想行銷變爭議起點，避開讓診所當話題

醫療院所想避開品牌危機發生可能性，最基本工作是做到避開品牌與任何和醫療無關的話題連結登上媒體。無論是「話題行

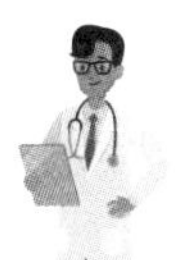

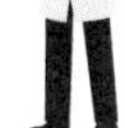

銷」或是「暗黑行銷」，都具有相當大的擴散效果，可以協助診所品牌快速被看到，然而這種做法卻與醫療行銷核心價值完全背道而馳。

這類以商業行銷方式操作的品牌行銷行為，多半會出現在一些自費療程較多的診所類型，如醫美、整形外科或皮膚科，當訴求行銷療程比較沒有濃重醫療性質時，更可能以這類商業廣告方式操作。

過於商業化甚至涉及暗黑行銷之廣告方式，雖然可以協助診所品牌快速累積聲量，但卻也可能比較容易引起一些「準病患」反感，進而將診所列為拒絕往來戶，降低未來醫療行銷擴充的可能。此外，診所形象會因為商業或暗黑行銷操作而逐漸被定型，當未來診所發生醫病關係矛盾時，再小的問題都可能被媒體放大炒作，讓品牌危機更難以收拾。

不過，也並非不走偏鋒，單純談論療程服務就不會引發爭議。醫療行銷不想引發醫病矛盾延伸為品牌危機，不讓病患期望反成失望是最基本的品牌行銷底線。

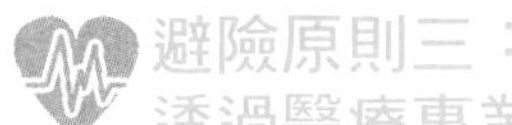

避險原則三：透過醫療專業經營優化溝通，避免病患有錯誤認知

醫病糾紛為何產生，除了因為醫療疏失所造成無法開脫之診所責任外，許多時候病患會對醫療結果產生不滿，可能是因為診所行銷過度誇大，或醫病溝通沒有落實，造成病患對療程不瞭解而過度期待。

以醫美、整形診所，或者牙醫療程當中如齒列矯正等療程，依據每個人狀況不同，需要的治療時間、費用，甚至是最後結果都可能不盡相同。如果診所行銷造成病患過度期待，在療程溝通方面又沒有落實，就極可能會產生負評。

如果醫療院所本身存在醫療疏失，導致治療效果不如預期甚至是失敗，當然診所必須立即回應並釋出最大善意。唯有直接面對問題並釋出誠意，才有可能讓傷害降到最低，不至於讓負評轉變為診所品牌危機，刻意掩蓋事實和逃避只會適得其反。

落實診所管理，避開醫療疏失，本來就是醫療院所之必要工作。相對來說，診所行銷過程反而是醫療院所較無法掌握，進而爆發醫病糾紛的最大主因。對此，除了掌握好診所行銷尺度外，平時就透過社群或相關醫療內容經營，傳遞正確觀念給受眾，落實好病患正確醫療認知外，治療前溝通、治療後追蹤等醫病關係

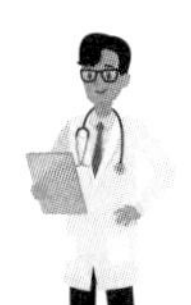

經營，也是降低病患負評的一項必要工作，任何環節都有助於醫療院所的品牌公關。

做好醫病關係經營、落實醫療認知，除了可以有效在負評擴散前阻擋，甚至是避免危機發生外，更可能透過品牌黏著度提升，協助診所行銷切入惡意攻擊。

5-4 醫療機構想避開品牌危機，先搞定醫病關係矛盾

與一般商業品牌負面口碑及品牌危機產生原因相同，多數時候醫療院所危機並非都是起因於醫療疏失，而是因為醫病關係緊張，放大病患負面觀感。因此，醫療行銷另一個重要品牌經營思維，便是從行銷端就建立良好醫病關係，不但能有效避開品牌危機發生機率，更可能為診所建立一支親衛隊！

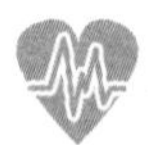

醫病關係良性建立對醫療行銷極為重要

民國 100 年 11 月 2 日發行的《今周刊》中〈醫療糾紛不斷臺灣醫生「犯罪率」世界第一〉一文，登載了陽明大學的一份研

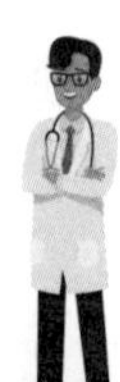

究報告，當中記錄臺灣民國 89 年 1 月到民國 97 年 6 月間，曾經發生過的醫療訴訟糾紛。資料指出在數據期間，每 38.8 天就有一個醫師被判刑或鬧上法庭的醫療糾紛事件，平均四分之一的醫師最後被認定有罪。

雖然比起大型醫院，私人醫療院所較少進行大型手術或是執行人命關天的治療，但是身為醫學界的一分子，面對報章雜誌上醫病關係崩壞的論述，甚至聽到醫界朋友被告的消息傳出，是否讓你在治療病患的過程中不免膽顫心驚？或者在面對醫療選擇跟家屬意見時，會無法從專業角度出發，進行正確的判斷？

對於「醫病關係」的相關論述，相當多的研究及報導都有提及，所有糾紛源於一般民眾與醫療人員在「專業」上的著眼與涵養有所不同。網路資訊逐漸發達，其實也是造成今日醫病關係加速惡化及問題層出不窮的主因之一。

網路的發達，讓資訊可以快速流通，這樣的科技發展除了讓我們的生活更加方便外，資訊的混亂對於強調專業的領域形成不少衝擊。身為面對消費者第一線的私人醫療院所，必須懂得如何因應網路世代可能產生的醫病關係變化，並且學會化阻力為助力，運用網路為自己建立與病患間的良好醫病連結。

網路發達，造就「專家」意見混亂

在網路時代，許多人面對疾病或是就醫前都習慣先「Google」一下，甚至在跟醫師會診完之後，回家還會不安的搜尋醫師的說法是不是有問題。一般民眾對於醫療專業的這一份不安跟質疑，就是醫病關係之間隔閡存在的主因。

比起一般的商業行為，醫療對於多數民眾來說不僅具有高度的專業距離，也因為與自己的健康、生命息息相關，更容易讓民眾積極的想瞭解更多。如果醫師本身的態度或是應對無法帶給病患百分百信任，可能會加深雙方的距離，讓病患不安感加劇。

當民眾自行 Google 相關資訊的時候，相當容易遇到的狀況就是琳琅滿目的各類資訊一次在眼前秀出，有新聞資料、業界資訊跟網友回饋意見，到底什麼是真？什麼又是假？發表人的意見是不是具備足夠的專業與經驗？對於一個已經陷入焦慮的病患來說，是無法區分的，因此他們大多都選擇「自己願意聽」的意見。

大多數情形下，網路上的資料都是片面，甚至充滿錯誤的，即使已經有一些醫療網站號稱集結了臺灣專業醫師來針對網友的問題進行回答，但是病患模糊不清的問題所產生的「網路 Q & A」，真的能讓醫師做出專業的判斷與回答嗎？這些習慣「上網找答案」的民眾找到的大多都是「非專家」意見，或者是模稜兩

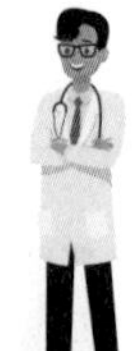

可的「專家」答覆。當病患沒有辦法判斷資料真偽時，只好將這些網路上的意見通通拋回給現實中的醫師，甚至是用這些似是而非的資料來質疑為自己看診的醫師。

相信許多醫師對於病患常常提出「我 Google 後」這類的資訊，都感到相當反感。但別忽略了，身為醫師的你、任何醫護人員也須走上網路，展現應有的專業。

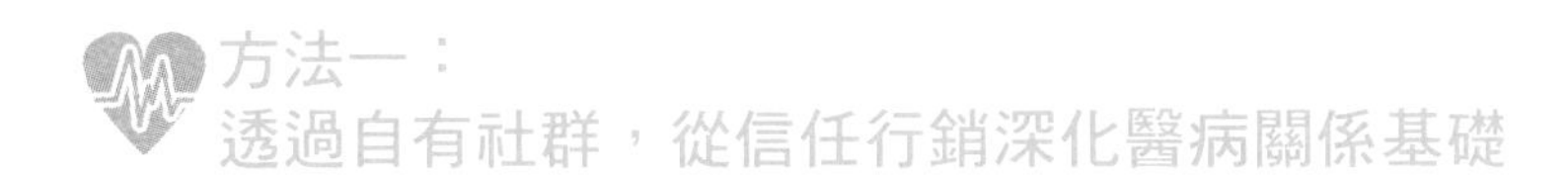

方法一：透過自有社群，從信任行銷深化醫病關係基礎

在私人醫療院所的網路行銷思維上，社群行銷是一個需要深化經營的時候才需要進行的工作，主要原因在社群經營需要花費相當多的時間與成本，而且它不是一個短期間就能表現出成果的行銷方法。但是為什麼社群是一個值得深化經營的項目？因為社群所設計的溝通模式，可以深化與建立在醫病關係良化過程中相當重要的「信任」。

如果診所提供的治療服務，有相當多項目比例是屬於非健保給付的自費療程，或你所開設的就是一家非健保特約診所類型，如何透過自有社群平台建立讓病患信任的醫師及診所形象，更是重要的網路行銷關鍵。

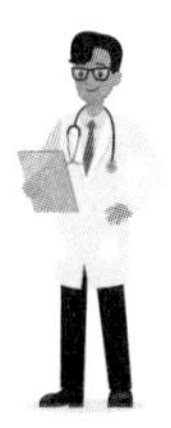

在社群建立上，以診所的名義或醫師本人的形象切入，依據方向的不同，在執行上也有不一樣的思維，其主要差別可參考下表 5-1。

▼ **表 5-1　私人醫療院所自有社群經營差異分析**

經營方向	執行差異	
診所官方社群	操作口吻	以第三人稱管理者（小編）的名義發文。
	內容主軸	以團隊、診所的專業為主，搭配診所相關的醫療服務做內容輔助。
	營造觀感	讓網友感受到診所的活力及凝聚力，並對環境及設備感到安心舒適。
醫師個人社群	操作口吻	以第一人稱（醫師）的名義發文。
	內容主軸	針對醫師平時的看診案例、心得及醫療相關專業提出個人看法，導入正確的就醫及衛教觀念。
	營造觀感	讓網友對醫師本身的專業信服，強化信任度，建立出自己的網路死忠病患群。

兩種不同的經營方式並不限於只能操作其中一類，如果可以透過診所官方社群搭配醫師個人社群進行交錯經營，更可以強化社群效益。同時，醫師個人社群累積出的效益，比起診所官方社群，更能有效打破醫療院所本身在行銷上容易帶來的商業包袱。

無論哪一種自有社群經營，透過平時的追蹤者／粉絲累積，逐漸透過內容經營表現出醫療專業及診所本身的舒適形象，絕對是有效的操作思維。放眼目前多數私人診所的社群平台，大多的用途是做為院內公告跟廣告宣傳用，完全忽略了社群的本質在於「人與人之間關係連結」。

比起不斷告訴大家，醫療院所提供了哪些服務、醫療上有多麼優秀來「廣告」轟炸，不如發揮醫療本身該販售的「專業」，透過提供網友有用（健康資訊）、有趣（冷知識）、有高度（專業解說）的社群內容，讓網友都能因為醫療院所和醫師的專業，願意成為你的病患（人際信任），甚至幫忙分享你的內容，幫你素人代言，帶來更多的死忠追蹤者（體系信任）！

方法二：從外部社群平台，學會傾聽跟溝通

醫病關係之所以惡化，前面章節曾提到可能是來自醫師與病患之間的專業資訊落差，造成病患的不安以及醫師的不耐。談醫病關係改善，「溝通」和「傾聽」極為重要。但平時忙於工作，社交圈大多十分僵化的醫師們，該如何去接觸一般大眾的意見跟聲音呢？

網路上各式各樣的社群平台及論壇，就是收集病患意見跟問題的最佳管道。如果醫師本身可以每天抽出一些時間，瀏覽這些

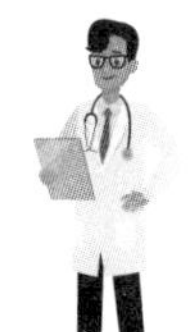

外部的社群、論壇平台上網友的發文，並透過自己的專業知識加入回文，無疑是展現自己專業形象的最佳機會。

在外部社群的操作上，應該要秉持正確觀念「真心的為網友解答疑惑」及「別想著要拉生意」這兩點。許多公開社群都會禁止廣告的涉入，但當你是以專業人士的身分，針對網友的問題提出解決方案與建議時，即使大家都知道你是一名業界的醫療人員，也無法對你提出任何的質疑。

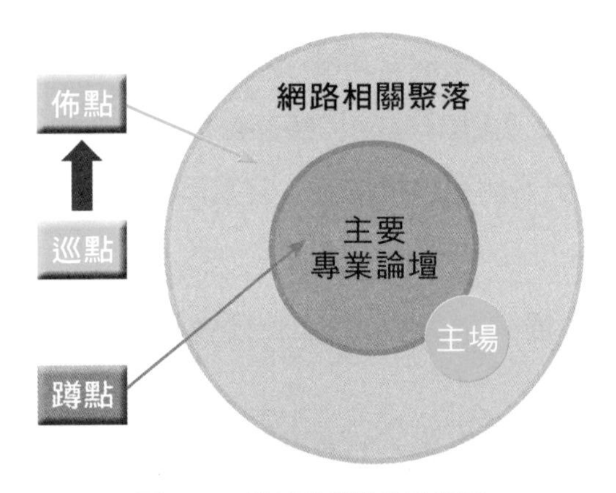

圖 5-2　外部社群操作示意圖

醫師以局外專業人士的角度進入這些社群平台，可以讓你用更客觀的角度來看待網友的問題，學會傾聽的智慧。如果醫師本身相當討厭病患拿一些 Google 來的錯誤資料來左右醫療判斷時，更別忘了「己所不欲，勿施於人」的道理，提供最正確的衛教觀念，更能憑一己之力，逐漸讓網路資訊越來越淨化。

利用外部社群操作（圖 5-2 所示）的方式，以「鄉民」的身分跟大家一起在主要熱門的社群平台上發文、回覆意見進行「蹲點」；偶爾在其他次要社群討論串進行回文「佈點」，脫下醫師袍，但不忘自己的專業靈魂，為疑惑的網友伸出援手。即使沒有直接行銷或進行任何廣告行為，當你逐漸融入這些外部的社群，成為當中不可或缺的「意見領袖」時，更會發現從中獲得的「社群效益」遠超乎你的想像。

從內到外的深化經營專業形象，再從外向內導入你的死忠追蹤者，醫療的社群行銷心法其實不難，從專業「用心」出發就成功一半！

方法三：別將診所行銷的重心，擺放在行銷之上

一般的商業組織討論行銷，探討的都是如何進行銷售，但針對私人診所，縱然談的是醫療行銷，但重心卻應該要跨過「行銷」，或應該說要避開過於直接的行銷，以類似於品牌公關的思維，來建立病患對於診所及醫師品牌的信任黏性。

上述觀點其實偏向於傳統行銷做法當中的公關操作概念，不是透過新聞稿來達到表面的訊息曝光，而是針對品牌進行深化的經營。

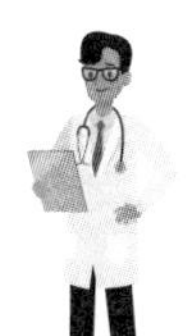

生活步調越來越追求快速的今日，成長駭客（Growth Hacker）當道的績效行銷時代，談品牌經營似乎過於老派且無效率。當今天你所經營的是建立於信任之上的醫療服務、產品時，即便品牌經營不是一條最有效率的路，卻也是不得不走的正道。

是否可以有更快速的方法，為診所及醫師建立出足以具備行銷效益的「品牌」？醫療院所嘗試透過診所行銷消弭矛盾醫病關係前，必須先摸清什麼才是執行的重點，觀念正確了，方向才會正確。

就醫療院所管理的整合性思考，私人診所應該從診所經營的角度切入，經營者本身是如何看待自己的診所？成立這家診所的自我期望又是什麼？這些問題才是讓病患更瞭解診所品牌之核心關鍵。

在官方的角度上，依據醫院所提供的醫療服務，定期或是搶搭時事熱潮建立一些衛教、保健叮嚀的訊息；或以逆向操作，提供一些日常保健知識，教導大家如何「不生病」。別想著讓每個人都成為你的病人，釋出醫者的關懷，善用診所行銷的力道，成為幫助自己診所品牌更上一層樓的經營關鍵！

醫療行銷除了能幫助診所營運成長外，是否想過建立診所品牌及醫師品牌的過程，其實已包含管理邏輯在其中？另外，除了主流行銷方法外，還有哪些行銷工具可以使用？

CHAPTER 6

醫療行銷延伸應用探討

6-1 透過醫師品牌建立，打造醫師管理制度

醫療管理一直是一門專業學問，也是大型醫療機構都導入之機制。對於一般小型醫療院所而言，該如何落實醫師管理制度？事實上，透過醫師品牌經營，就可以建立出一套醫師考核及薪水管理機制！

建議一：透過醫師薪水管理機制，讓醫師經營管理個人網路口碑

不管是大型醫院還是小型診所，在醫療院所行銷上，真正能夠吸引病患的絕對是醫師品牌而非是醫療院所本身。因此，想透過行銷來提升診所獲利，醫師的經營管理是醫療院所經營獲利上的另一個關鍵重點。

醫療院所經營者如何鼓勵醫師配合口碑行銷方針，甚至讓醫師主動經營個人網路口碑呢？透過對醫師薪水管理機制來鼓勵醫師參與行銷，是醫療院所導入行銷可以思考的方向。

多數情況下，診所可能會選擇建置一個專屬的行銷團隊或是導入外部資源，專門負責進行網路行銷，只有少數由醫師自己經

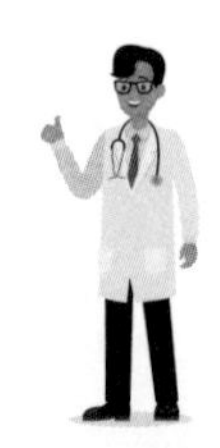

營的私人診所，可能會由醫師本人來負責行銷工作。編制相對複雜的中型診所，反而可能因此產生行銷管理漏洞，特別是許多有自費療程推廣需求，由於人事編制上相對充足，行銷部門反而可能讓診所行銷淪為制式化，無法真正發揮出口碑效果。

想讓診所行銷能真正產生網路口碑效益，醫師參與度的高低是成功與否關鍵。當然，本身專業在醫療的醫師，要求他們在看診之餘還要學習行銷技巧，當然有點難度，因此如何將醫師經營管理跟診所行銷串聯，則是醫療院所行銷人員的存在價值。

整體的架構流程該如何進行？嘗試從醫師薪水獎勵制度建立，從醫師到診所，逐步建立出口碑行銷效益。

建議二：建立標準架構，從專業撰文到問答專區，建立網路口碑

想要落實醫師網路口碑的進行，並非全權交由醫師本人來進行，而是先由診所行銷人員或是尋求外部行銷資源導入，建立出一套標準化架構。除了為每一個醫師建立專屬的部落格，並規劃符合搜尋效益的撰文主題外，簡易卻可能讓網友更樂意使用的問答專區，也是一個可以由醫師自己執行，同時提升診所平台效益的資訊化工具。

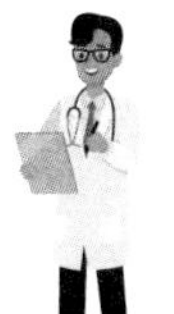

若想要真正讓效益產生，必須要有相對應的機制讓醫師們都願意配合行銷的落實。透過病患指定或是病患數量指標進行醫師薪水的管理，可做為提高醫師投入口碑行銷意願的條件。

既然是網路口碑，就應該要真正表現出醫師本人的專業，並特意讓同診所的不同醫師都能展現出差異。比起透過官方統一操作，想要落實醫師經營管理的口碑行銷效果，還是要鼓勵醫師們都樂意投入於個人行銷當中，才能真正獲得更高的成效。

建議三：透過資料庫建置，由行銷人員執行論壇口碑行銷

診所網路口碑的建立，有相當大執行比重在公眾社群上，這類必須經過長時間收集輿論、張貼及回覆的工作，當然不可能要求平時以醫療服務為主的醫師來進行。

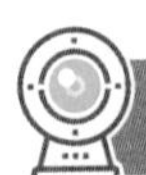

＊網路口碑初步快速建置的方法＊

收集多數民眾可能想瞭解的醫療問題，內部先建立出基本問答資料庫，讓診所行銷人員可以依據狀況來彈性答覆。

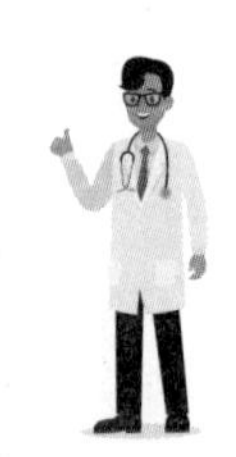

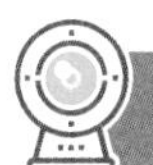

＊網路口碑的優化方法＊

1. 透過診所內部的即時溝通系統，當行銷人員有任何即時需要溝通的內容，直接與醫師進行聯繫。
2. 嘗試為不同的醫師規劃不同的專業形象及帳號，用專業而非商業的角度切入。

經過初期建立和進一步優化口碑，並落實在醫師經營管理中導入口碑行銷的步驟，結合內部管理，讓醫師也能參與其中，更能優化整體效益。

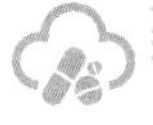

建議四：由診所平台連結醫師平台，落實整體行銷架構

除上述提到透過醫師經營管理所建立出來的網路口碑外，醫療院所也該有官方的行銷平台及機制，來提升優化醫師個人行銷平台效果。如能夠進一步將專業及商業區隔，將商業形象保留於診所官方平台，而讓醫師平台都能保留專業，那麼更能為診所旗下的醫師們打造出有效的口碑行銷成果。

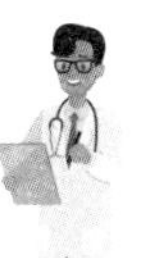

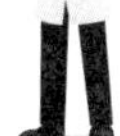

透過完整行銷架構建立，利用診所本身進行主動推播行銷，而醫師經營管理介面則保留於被動或是專業分享用途，可能受眾是透過廣告或其他行銷管道先接觸到診所，也可能進一步從中感受到醫師專業，並因為信任而成為其病患。

是否想要建立醫師或診所的網路口碑，卻苦無辦法進行，旗下醫師也無多餘時間配合呢？嘗試讓行銷效益都進一步轉化為醫師薪水，相信能為診所帶來更高的獲利可能！

6-2 智慧型手機普及時代，醫療行銷如何切入行動商機

行動上網普及，不只改變民眾上網習慣，更直接改變數位行銷生態。當民眾上網不再侷限於電腦時，醫療行銷該如何放大觸及受眾機會，甚至面對行動商機，存在哪些迷思切入前要先破除？

全民低頭族時代，醫療行銷是否導入 APP 行銷

智慧型手機帶來的低頭族熱潮，是在數位行銷中一定要觸及的項目，雖然說醫療行銷屬於非大眾消費類型的產業別，只要受眾仍是一般消費大眾，就還是要關切目前以手機為工具的主流行

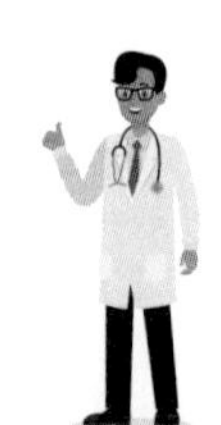

銷趨勢為何？搶搭低頭族熱潮的 APP 行銷，是許多人都在詢問的一種行銷方法。

究竟是否需要製作手機 APP ？這個問題不只存在於醫療行銷當中，無論是電商、實體店面 O2O 行銷，擁有一個專屬的 APP 行銷平台，似乎就更加深入消費者的生活。但是對於新工具的過度崇尚，花費了不必要的行銷成本是一回事，是否適得其反，讓你的消費者離你更遙遠，才是真正的損失。

上述的前提是：如果醫療院所的手機 APP 只是將官網的內容 APP 化，那麼這個行銷成本的支出就不具有任何意義。倘若診所本身已進一步將病患資料及各項醫療預約等服務都數位化，才需要進一步思考是否需要 APP 來協助醫療行銷的推動。

行動介面固然重要，卻不一定非得 APP 不可

在行動上網逐漸普及的今日，無論是一般中小企業還是醫療院所，都不該質疑行動介面的重要性。特別是在 Google 調整行動版搜尋結果後，針對有行動介面的平台加以提高行動搜尋的評分比重，更表現出「行動官網」的重要性。但「需要一個行動官網」與「需要一個官方 APP」是完全不同的方向，醫療院所在思考接觸受眾的同時，必須先思考清楚兩者的差異。

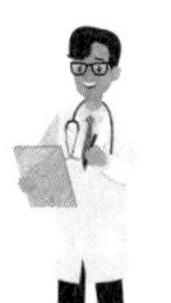

行動官網在手機搜尋的優勢，對於具有區域行銷需求的醫療院所來說，更能發揮適地性行銷（Location Based Service, LBS）的效益，尤其以社區服務為主的內兒科或耳鼻喉科診所，更是基本的需求。即便本身區域搜尋的需求性不高，一個讓病患可以透過官網轉換為行動裝置友善介面的行動網站，在醫療行銷看來，是不可或缺的。

相對於行動官網具有一個網域自動切換，同時可被搜尋的效益，手機 APP 則具有相當多的門檻，若非本身具有深度功能需求的話，捨棄行動官網而製作 APP 是本末倒置的思維。但若醫療院所本身能將原先於實體以人力進行的各項服務流程都功能系統化，導入 APP 行銷則可能為醫療行銷帶來相當大的助益。

導入功能化思考，APP 行銷才有價值

什麼情況下，醫療院所才會需要官方 APP ？原則上，手機 APP 因為必須透過受眾下載才能發揮效用，因此是不是發揮其效用，充滿了未知數。對於少數本身非常態性治療的醫療類別來說，則可以完全不需要考慮。

如果類似醫美、皮膚科這類以美容醫療服務為主的診所，或是牙醫、中醫這類可能需要長期治療或是定期做病患電聯提醒的醫療類別，透過手機 APP 建立出病患服務系統，則能有效減少

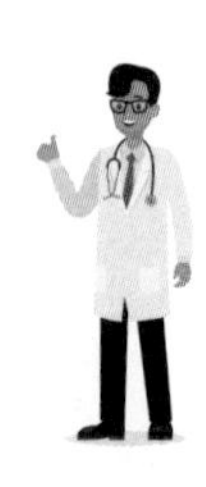

診所執行聯繫的人力需求，同時也能讓 APP 建置的成本發揮最大效益。

真正具有服務效益的 APP 行銷，即使所費成本高，也比隨便建立一個只有觀賞效益的套版 APP 來得具有價值。在醫療院所思考是否需要一個官方 APP 的問題上，該考量的並非是有或沒有，而是 APP 行銷所存在的價值。

比起 APP，LINE@ 或許是更好的行動工具選擇

醫療院所開發 APP 進行醫病關係經營，第一個會遇到的問題是：病患必須特別下載並留存 APP 才有意義。如果挑選病患平時就有安裝和使用的應用程式，不是更好嗎？建立在 LINE 通訊程式機制下的 LINE@，是一個非常好的選擇！

對於醫療行銷人員來說，行銷工作的主要難題，是除了既有醫療服務外，如何更有效率經營數位行銷，甚至更有效管理既有的病患，並優化醫病關係。雖然衛服部曾在民國 103 年 12 月針對正確醫療訊息的要求，非公開社群工具不得以優惠、廣告宣傳等不正當方式招攬病患。然而 LINE@ 建立於大家熟悉的通訊軟體功能之下，同時兼具社群及自動化管理的特性，當 LINE 轉換應用於醫療服務上，LINE@ 的官方特性還是會比一些自行建立的一般帳號還要來得適當。

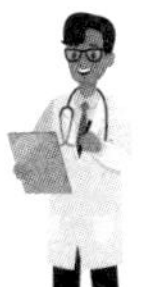

從醫療行銷角度，最基本功能還是在 LINE 本身做為通訊軟體的一對一聊天機制。透過一對一聊天機制，除了可以透過病患聯繫或醫療後的客服關切深化醫病關係外，對於診所還尚在瞭解階段的準病患，也可以透過加入 LINE@ 官方帳號，直接向診所進行線上醫療服務諮詢。

雖然還是停留於基本的客服回應，但 LINE 做為 Facebook 之外另一個臺灣人愛用的網路工具，是醫療行銷不能錯過平台選擇。多數的老年受眾，他們不一定會常上臉書，卻可能天天都會在 LINE 上面聊天，LINE 自然成為分眾溝通途徑的推薦選項。

利用 LINE@ 關鍵字自動回應，開啟自動化行銷

一個行銷工具究竟是不是具備效益，除了考量其行銷轉換的價值外，如果對於行銷工作有簡化價值，也算是為行銷人員創造出另一種效益，這是推薦 LINE@ 的另一項原因。LINE@ 獨特的關鍵字自動回應功能，如果操作者設定完善，這項功能可以等同於醫療院所線上自動客服機制。

有些時候，在數位行銷當中最耗費人力跟時間的工作就是客服，不只限於服務類型產業，就連一般零售電商都是如此。當行銷推廣真起了效果，轉換受眾多了，猶豫不決的受眾當然也相對

變多。這些尚未轉換的受眾，可能是對於商品或服務還有問題想進一步瞭解，因此客服的機制就相當重要。

關於客服問題，事實上也是建立於醫療院所本身既有服務規格之上，因此行銷人員可以事先在 LINE@ 上建立出結構化 Q & A 回應，透過訊息關鍵字引導網友輸入，讓系統自動提供回應完成初步問題答覆。雖然還是一般 Q & A 的制式回應，但自動化的即時互動，可銜接醫護助理的後續客服，更能有效提高病患轉換的機會。

拋棄官方帳號，用個人 LINE 帳號或群組行銷更能發揮效益

進行客服行銷時，最該拋棄官方帳號。

所謂拋棄並非是指診所不要申請任何官方帳號，而是嘗試將官方帳號功用停留於資訊傳遞跟推廣，吸引本身想接收各種保健資訊或療程服務資訊的病患加入。針對客服，則交由護理師或行銷人員，另外以個人 LINE 帳號進行，如此可避免行銷工具混淆，造成客服、推廣兩者服務行銷被打折扣。

一般來說，品牌避免使用個人帳號或群組進行客戶管理，主要因為這並非正統品牌行銷方式。但在醫療行銷架構當中導入

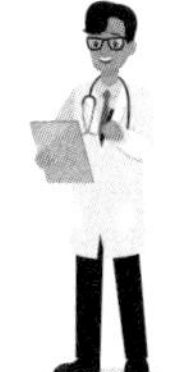

LINE 個人帳號及群組，可協助醫護助理更有效率的進行客服聯繫。特別是從病患角度，比起與一個官方帳號應對溝通，跟放置一張熟悉頭貼的個人帳號，更能卸下防備心，有助於醫護助理進行客服溝通及行銷推廣。

透過 LINE 個人帳號管理病患客服工作，除了保留多數使用者習慣的一對一交談進行療程提醒、後續追蹤，甚至是客服回應外，透過群組開設也能進一步延伸醫療行銷推廣效果。

依據病患年齡、醫療需求或他們想瞭解的各種保健資訊，開設不同群組，如此做法就如同社群行銷分眾思維，透過群組管理方式進行「分眾客服」。透過群組，同時也能更有效進行資訊管理，將符合受眾需求之保健內容或療程服務精準推送，避免無差別擴散資訊所可能產生無效觸及，造成病患覺得推廣訊息過多而反感。

LINE 發展至今，已經不只是行動優先工具，透過診所開設「類官方」個人帳號，就如同診所對外客服聯繫帳號，即便有人事流動問題，也不至於影響後續效益。

醫療行銷想透過通訊軟體進入多數民眾生活進行客服及行銷優化，是否一定就是「官方」最好？有時變通一下，官方味道少一點，效果可能更顯著！

6-3 醫療行銷團購到底行不行

團購行銷是實體商家將人流從線上導到線下的重點工具，部分醫美診所也會於團購網發行票券招攬客人。究竟這類行銷手法是否可行？在法令規範之外，對醫療院所存在哪些隱憂？

「團購行銷」搶瘋頭？醫療行銷避開 NG 行銷手法

團購行銷相信是許多中小企業品牌都不陌生的網路行銷模式，在臺灣團購網發展最巔峰的時期，數個團購平台每天都有許多新商品、服務券上架，因此任何的產品服務都可能「被團購」，即便是醫療行銷也是如此。

會套用團購行銷到自身醫療服務的診所，大多都是皮膚科、醫美診所，針對護膚美容等非醫療服務的療程推出折價或是贈送優惠，吸引大量客戶初訪。這種行銷方式已經是踩在醫療廣告法令邊緣，很有可能為診所帶來潛在的經營風險，如果未妥善規劃就導入團購行銷，若出現失誤，負面聲量馬上蜂擁而來，並透過社群快速擴散。

同樣的問題，不只出自團購行銷方式，舉凡可為診所帶來有效擴散及訪客轉換的網路行銷方法，在導入醫療行銷架構時，都

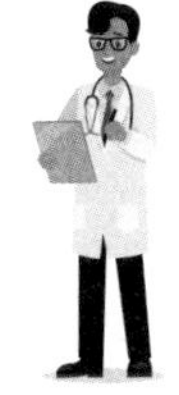

應該進一步思考：醫療院所「是否足以應付」及「所需行銷強度」兩項條件。

針對團購行銷，醫療院所應該學會避開這類「以價換量」的行銷模式，真的覺得非嘗試不可，也該導入正確觀念，而非以「欺騙」或是「洗名單」的想法來使用團購工具。

從團購行銷延伸醫療行銷，醫療院所在實際應用前，必須先釐清，避免自鑿大錯。

建立於「欺瞞」之下的團購模式，終將引發爭議

許多醫美、皮膚科診所在進行非療程類美容服務團購時，常用錯誤方式進行。原則上，正確團購行銷應是利用利潤的釋放來接觸大量潛在消費者，並加以透過服務過程落實，讓這些受眾都能回流提升廣告的價值。

但是許多人在導入團購行銷的時候，都是想著利潤優先，用半套服務來做為「團購專屬服務」，或者想著把消費者先騙進來，再不斷地進行產品服務的「再行銷」。

雖然把持住基本的獲益，或是從中獲取更多價值，是一個網路行銷專案的根本，但若不是透過正確的引導，而是利用欺騙或

是洗名單的方式來利用團購行銷，即使不是用於敏感的醫療行銷上，也可能造成反效果。

除了團購行銷，更該懂得避開一切 NG 的行銷工具

除了團購行銷可能隱藏的上述問題外，其他還有一些網路行銷工具看似對醫療行銷具有相當助益，但實際上卻可能對醫療院所品牌或是醫療服務根本的信任產生破壞。

真的要讓醫療行銷發揮效果，診所行銷人員應對醫療服務的本質有深刻的認知，要將「信任」跟「醫師及診所品牌」擺在獲利的前方做為出發點，即便可能產生再高的價值，都不能做出傷害品牌信任的事。舉凡對於消費者觀感有影響或是侵入行為的行銷工具，都需要思考再三是否真的值得使用。

從醫療服務基本的價值切入，而非淪於追求表面的獲利價值，是醫療行銷在執行過程中必須掌握的基本關鍵。雖然強調只是行銷方法，也必須採用與醫療服務相同的審核準則：不欺騙、不讓人感覺不舒適。從如此的角度來思考，就能避開不必要的爭議，獲取真正的利益。

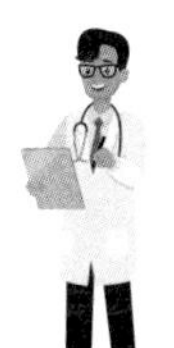

醫療機構行銷，首重求質而非求量

在醫門好生意的前題下，進行醫療行銷時，必須明白一件事：會投入較高預算做特別推廣規劃之療程服務，多半是必須投入相當時間之高單價療程。因此，比起盲目衝量，行銷人員更該精確計算清楚：診所可以消化多少病患？

如果用一般的醫療行銷角度，或利用商業行銷思維來規劃策略，求量而非求質的下場，有可能是完成了叫好不叫座的行銷成果。不但無法有效應用每位醫師單位時間，還可能為了追求更高的獲益，造成醫師過度疲憊，導致醫療品質下降。

身為診所經營者，在思考如何啟動網路行銷前，應先釐清自己所擁有的資源中，有哪些是可能產生最大、爆炸性獲益。比起追求病患數量的 KPI，高單位的病患質量，從整體營運績效評估導入行銷強度，才是網路行銷成功與否的關鍵。

不管是醫療從業人員，或者是行銷人員，務必從本質和初心去踏穩每一步：醫療的本質是在護衛身體的專業，找到並切入需求者，才能達到醫療行銷最完美的結果。

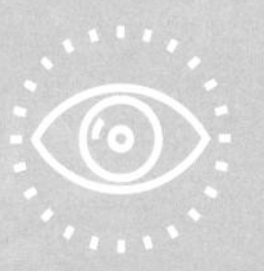

APPENDIX

數位行銷專業名詞

數位行銷名詞解釋

專有名詞	解釋與說明
暗黑行銷法	在行銷的架構當中完全捨棄任何品牌元素，也不談論產品跟服務，僅以「追求最大量化」的聲量與流量為目標。這類行銷方式會藉由「爭議」的存在來增加聲量，並透過負面的謾罵強化聲量擴散之可能性。
品牌行銷（Brand Marketing）	透過市場營銷使客户形成對企業品牌和產品的認知過程。市場營銷既是一種組織職能，也是為了組織自身及利益相關者的利益而創造、傳播、傳遞客户價值，管理客户關係的一系列過程。品牌營銷不是獨立的，品牌可以透過傳統營銷和網路營銷一起實現，二者相輔相成，互相促進。
部落格行銷	部落格行銷的方式通常分為兩種：第一種為委託知名部落客撰寫文章，進行置入性行銷；第二種是為了特定宣傳活動建立一個特定的部落格進行行銷。
消費者洞見	試圖藉由分析人類行為模式與需求，使某種產品或服務更能貼近消費者，甚至增加雙方利益的行為研究法。
內容行銷	透過製造與發布有價值的內容，以達到吸引目標讀者，並與其互動，最後驅使客人採取獲利行動的行銷技巧。
體驗行銷（Experiential Marketing）	透過看（See）、聽（Hear）、用（Use）、參與（Participate）的手段，充分刺激和調動消費者的感官（Sense）、情感（Feel）、思考（Think）、行動（Act）、關聯（Relate）等感性因素和理性因素，重新定義、設計的一種思考方式的營銷方法。
遊戲化行銷（Gamification）	意即「在非遊戲的場合中使用遊戲的元素」。遊戲化的終極目標不是要直接增加非遊戲場合的樂趣，而是將遊戲引人入勝的因子，應用在非遊戲的場合中，促使人們達到一定的目標，並在進行的過程中感到有趣。

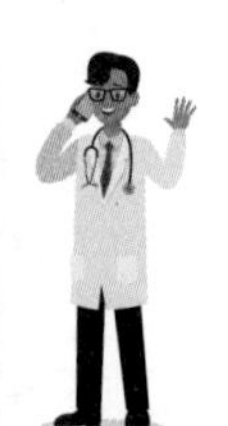

（續上頁表）

專有名詞	解釋與說明
成長駭客（Growth Hacker）	又稱營運成長駭客、流量成長駭客，使用 Growth hacking 技巧，來進行市場行銷。常在新創公司使用，使用創新思維、批判性思考與統計手法，達成增加公司產品銷售，與增加顧客的目標。
話題（Idea）	話題屬於短期、一次性，為引起興趣而發起的宣傳內容。
議題（Issue）	議題則更關注在目標消費者的內心需求，因此可觸動消費者更廣泛的討論和散播，引發所謂的「消費者洞見」。
KPI（Key Performance Indicators）	關鍵績效指標（KPI）又稱主要績效指標、重要績效指標、績效評核指標等，是指衡量一個管理工作成效最重要的指標，是一項數據化管理的工具，必須是客觀、可衡量的績效指標。
關鍵字廣告	點擊付費是一種網路廣告的收費計算形式，廣泛用在搜尋引擎、廣告網路，以及網站或部落格等網路廣告平台。
適地性行銷（Location Based Service, LBS）	行動行銷就是讓組織得以透過行動裝置或行動網路來跟閱聽眾溝通互動的一連串實作。可以根據用户的空間位置即時提供與位置資訊相關的移動資訊服務，包括交通資訊查詢、商場打折資訊、酒店和餐廳的周邊資訊查詢服務、緊急救援、區域廣告、遊戲和娛樂等。
O2O（Online to Offline）	線上到線下是一種新興電子商務模式，指線上行銷及線上購買帶動線下（非網路上的）經營和線下消費。O2O 透過促銷、打折、提供資訊、服務預訂等方式，把線下商店的訊息推播給網際網路用户，從而將他們轉換為自己的線下客户。
ROI（Return on Investment）	投資回報率（ROI）是指透過投資而應返回的價值，企業從一項投資性商業活動的投資中得到的經濟回報。它涵蓋了企業的獲利目標。利潤和投入經營所必備的財產相關，因為管理人員必須透過投資和現有財產獲得利潤。

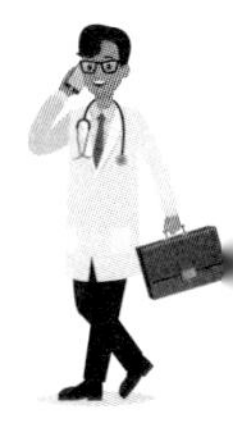

（續上頁表）

專有名詞	解釋與說明
搜尋引擎行銷（Search Engine Marketing, SEM）	增加搜尋引擎結果頁（Search Engine Result Pages, SERP）能見度的方式，或是透過搜尋引擎的內容聯播網來推銷網站的網路行銷模式。
社群行銷（Social Marketing）	透過聚集網友，或品牌於社群平台上發布的行銷活動。包括：Facebook 行銷、社群活動創意、會員互動經營。靠社群力量吸引消費者、提升黏著度，強化品牌知名度，創造品牌價值。
分眾行銷（Segment Marketing）	分眾營銷就是透過周密的市場調研後，將產品大類的目標消費群體進行細分，鎖定一個特定的目標消費群，然後推出這一特定群體最需要的細分產品，以適應這一特定群體的特定價格，透過特定的管道和傳播、促銷方式進行產品營銷的精確營銷手段。
SEO（Search Engine Optimization）	搜尋引擎最佳化，其目的是運用一系列的方法，讓「搜尋引擎」看懂自己的網站內容，然後使自己的網站排名出現在自然搜尋結果的前面，進而取得高流量。
信任行銷	建立顧客信任，透過信用和信任的方式來創造並和他人交換產品跟價值，以滿足需求與渴望的社會管理過程。
傳統媒體	相對於近幾年興起的網路媒體而言，以傳統大眾傳播方式，意即透過某種機械裝置定期向社會公眾發布資訊或提供教育娛樂的交流活動的媒體，包括電視、報刊、廣播三種傳統媒體。通常又稱作「平面媒體」。
病毒行銷（Viral Marketing）	又稱基因行銷或核爆式行銷，是一種行銷方式，通常以社交網路和各種媒體管道發布不尋常的消息來吸引大眾對品牌、產品或活動的關注。
口碑行銷（Word of Mouth Marketing）	企業努力使消費者透過其親朋好友之間的交流將自己的產品資訊、品牌傳播開來。這種營銷方式的特點是成功率高、可信度強，以口碑傳播為途徑的營銷方式。

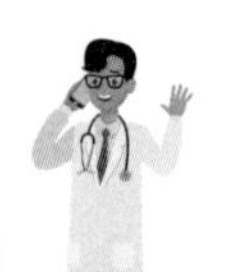

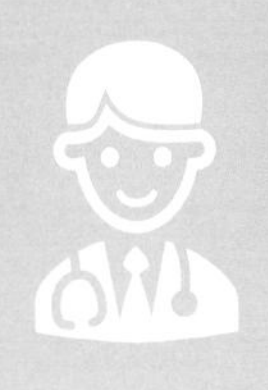

醫門好生意

分享課程索取與預約

iMarketing 銀河數位專業團隊，以二十多年數位行銷領域服務經驗，透過大數據分析技術，協助臺灣前五百大客戶群之議題進行精準企劃分析，成功為眾多品牌與中小企業開闢龐大的網路疆域。

為進一步提供您瞭解網路及消費形式轉變、檢視產品優勢、重新定位市場，與社群網路行銷新工具等相關課程活動，我們歡迎讀者、各行各業公會或團體預約分享課程，請掃描以下 QR code 線上填寫資料，我們將會發送後續訊息及辦理相關分享會資訊給您。

郵票
正貼

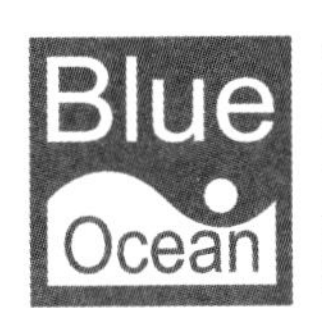

234
新北市永和區秀朗路一段41號
藍海文化事業股份有限公司

市縣 區 路街 巷 段 號 樓

讀者回函卡

藍海文化事業股份有限公司
Blue Ocean Educational Service INC

讀者回函

感謝您購買藍海文化出版的書籍，您的建議對我們十分重要！因為您的寶貴意見，能促使我們不斷進步，繼續出版更實用的書籍。麻煩您填妥以下資料，寄回本公司（正貼郵票），您將不定期收到最新的新書訊息！

購買書號：＿＿＿＿＿ 書籍名稱：＿＿＿＿＿＿＿＿＿＿

讀者基本資料

姓名：＿＿＿＿＿＿＿＿ 性別：□男 □女 生日： 年 月 日

電話：＿＿＿＿＿＿＿＿ 電子郵件：＿＿＿＿＿＿＿＿

地址：＿＿＿＿＿＿＿＿＿＿＿＿＿＿＿＿

職業：□資訊相關 □金融業 □公家機關 □學生 □其他

學歷：□大學以上 □技職學院 □高中職 □其他

您對本書的看法

您從何處得知本書的訊息：□書店 □電腦 □賣場 □其他

您在何處購買本書：□書店 □電腦 □賣場 □郵購 □線上購書 □其他

您對本書的評價：

封面：□佳 □好 □尚可 □差　　內容：□佳 □好 □尚可 □差

排版：□佳 □好 □尚可 □差　　印刷：□佳 □好 □尚可 □差

其他建議：＿＿＿＿＿＿＿＿＿＿＿＿＿＿＿＿

給藍海文化的建議

您購買資訊書籍的考量因素（可複選）：

□內容豐富易讀 □印刷品質佳 □封面漂亮 □光碟附加價值 □價位合理 □出版社

□口碑 □親友老師推薦 □其他

您感興趣的資訊書籍類型（可複選）：

□程式語言 □多媒體影音 □網頁設計 □繪圖軟體 □3D動畫／設計 □作業系統

□資料庫 □辦公室商務類 □考試證照類 □其他

您下次會不會再考慮購買藍海文化的書籍？□會 □不會

為什麼？＿＿＿＿＿＿＿＿＿＿＿＿＿＿＿＿

是否願意收到藍海文化新書資訊或電子報？□願意 □不願意

其他建議與看法

＿＿＿＿＿＿＿＿＿＿＿＿＿＿＿＿＿＿＿＿

＿＿＿＿＿＿＿＿＿＿＿＿＿＿＿＿＿＿＿＿

教學啟航・知識藍海

藍海文化

Blueocean